DIE
CHIRURGISCHE BEHANDLUNG
DES COLON-CARCINOMS

VON

PROFESSOR DR. V. SCHMIEDEN

DIREKTOR DER CHIRURGISCHEN UNIVERSITÄTS-KLINIK
FRANKFURT A. M.

MIT 44 ZUM TEIL FARBIGEN TEXTABBILDUNGEN

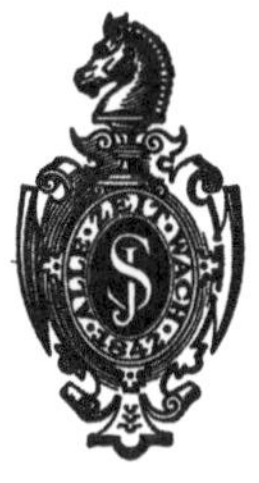

BERLIN
VERLAG VON JULIUS SPRINGER
1940

ISBN-13:978-3-642-90366-3   e-ISBN-13:978-3-642-92223-7
DOI: 10.1007/978-3-642-92223-7

Sonderdruck aus
„Archiv für klinische Chirurgie", Band 200, Verhandlungsbericht 1940
Softcover reprint of the hardcover 1st edition   1940

Inhaltsverzeichnis.

Vorwort.

Der Begriff einer „Normung" hat in zunehmendem Maße seinen
Einzug in das Wirtschaftsleben, in die Fabrikation und in manche
anderen Dinge des täglichen Lebens gehalten und hat sich absolut durch-
gesetzt. In den ärztlichen Belangen ist eine Normung nur mit Vorsicht
anwendbar; an ihre Stelle tritt besser eine individualisierende Behandlung mit Rücksicht auf die Vielgestaltigkeit der Bilder, die sich vor
den Augen des Arztes entrollen; sie entspricht wohl auch mehr den
Wünschen unserer Patienten.

Wenn in der vorliegenden Arbeit der Versuch gemacht wird, ein
operatives „Normalverfahren" für jede Form des Dickdarmkrebses aufzufinden, so liegt diesem Versuch die Absicht zugrunde, dem Anfänger
auf diesem schwierigen und verantwortungsvollen Gebiete die Mühe zu
ersparen, alle die vielen unentbehrlichen Erfahrungen selbst sammeln
zu müssen; nur so kann es gelingen, Fehler zu meiden, die gar zu leicht
das Gefahrenkonto der Operation belasten könnten. Wenn mein Vorschlag Zustimmung und Nachahmung findet, so werden viele Menschen-
leben aus großer Gefahr gerettet werden.

Im übrigen bietet die Natur allein schon im Körperbau und in der
Widerstandskraft unserer Patienten so viel verschiedene, voneinander
abweichende Typen, daß eine individuelle Behandlung jedes Einzelfalles
über alle „Regeln" hinaus Pflicht des gewissenhaften Operateurs bleiben
wird, auch wenn er nur im Prinzip zustimmt.

Wer sich, wie der Verfasser, während eines langen Chirurgenlebens
eingehend und liebevoll mit diesem wichtigen Zweige unserer Kunst
und Wissenschaft beschäftigt hat und zu guten Erfolgen gekommen ist,
der ist überzeugt, daß jede mitgeteilte Erfahrung unsere Erfolge von
Jahr zu Jahr verbessern muß.

Möge das vorliegende Heft in diesem Sinne wirksam sein.

Der Verfasser.

Die chirurgische Behandlung des Colon-Carcinoms[1].

M. H.! Der Herr Vorsitzende unseres Kongresses hat mir sogleich, nachdem er im Jahre 1939 gewählt wurde, die Bitte ausgesprochen, ich solle auf seinem Kongreß *die Chirurgie des Colon-Carcinoms in ihrer heutigen Gestalt* als Hauptreferat zur Darstellung bringen; der ehrenvolle Auftrag zeigt uns, wie nahe sich unser Herr Vorsitzender selbst diesem Thema verbunden fühlt, und wir wissen, wie sehr er sich in Wort und Forschung und in praktischer Arbeit mit kühner Indikationsstellung für diese chirurgische Aufgabe eingesetzt hat[2].

Wir betreten mit diesem Forschungsgebiet einen durch die Arbeit deutscher Chirurgen geweihten Boden. Die Tagungen unserer Gesellschaft spiegeln *die geschichtliche Entwicklung* dieses Zweiges der Chirurgie wieder. Pietätvoll und stolz erinnern wir uns der großen Namen derer, die in Deutschland als begeisterte Vorkämpfer die Bausteine herbeitrugen; der unvergeßlichen Namen: *Johannes von Mikulicz* und *Werner Körte* — ferner die Namen *Rotter, Reichel, Schloffer, Anschütz, v. Haberer, Nordmann, Finsterer* unter vielen anderen.

Wir sind uns auch alle der großen praktischen Wichtigkeit der Aufgabe bewußt; *die große Häufigkeit des Dickdarmkrebses* bei Frauen und Männern macht dieses Leiden geradezu zu einem *Problem der Volksgesundheit!* Das Vorkommen des Colon-Ca ist bei Männern doppelt so groß wie bei Frauen. Vom 20. Lebensjahr beginnend steigt die Morbiditätsziffer bis zum 60. Lebensjahr an, dann überschreitet sie den Gipfelpunkt, um wieder abzusinken. Dieser Gipfelpunkt der Häufigkeit ist nur ein scheinbarer, es kreuzt sich die ansteigende Kurve der Krebsmortalität mit der absteigenden Kurve der allgemeinen Lebenserwartung. Der vorzeitige Würger „Krebs" wird zum Rivalen der natürlichen Lebensbeendigung.

---

[1] Vorgetragen auf der 64. Tagung der deutschen Gesellschaft für Chirurgie 1940 am Freitag den 29. 3. 40. An verschiedenen Stellen meiner Bearbeitung hat mich mein Privatassistent Herr Dr. *U. Graff* auf das bereitwilligste unterstützt. — Herr Volontärarzt Dr. *H. Velte* hat mit großer Sorgfalt die Originale zu meinen schematischen Textbildern angefertigt. Beiden Herren sage ich aufrichtigen Dank.

[2] *Haberer, v.:* Verh. dtsch. Ges. Chir. **1931**. — Arch. klin. Chir. **167**, 443. — Wien. klin. Wschr. **1937** I, 825. — Fortschr. Ther. 10. April **1934** (u. a. Publikationen).

Die unmittelbar lebensrettende Wirkung der Operation im Stadium des Darmverschlusses und *die relativ große Chance endgültiger Heilung* stempeln diese wahrhaft chirurgische Krankheit für viele Abdominalchirurgen zu einer Lieblingsbetätigung der operativen Kunst. Die Größe und die Verantwortlichkeit der Aufgabe übt ihre Anziehungskraft auf jeden Operateur aus, der sich zu Meisterleistungen berufen fühlt. Der Operateur aber, der eine solche Aufgabe übernimmt, der tue es im Bewußtsein, daß er jedesmal vor einer ganz besonders verantwortlichen Aufgabe steht, die er erfolgreich lösen muß, wenn er ein wirklicher Helfer sein will; dann wird das Colon-Ca nicht mehr *das meistgefürchtete Gebiet der Abdominalchirurgie* bleiben.

Wer aus eigenem Erleben die Sitzungen unserer Gesellschaft seit über 40 Jahren kennt, der erinnert sich besonders gern der großen *Wendepunkte in der Entwicklung der Colonchirurgie*; insbesondere der Zeit, als man am Ende des vergangenen Jahrhunderts begann, die Erfahrungen der Dünndarmchirurgie systematisch auf den Krebs des Dickdarms, und damit auf das schwierigste Gebiet, auszudehnen; die weiter zurückliegenden, zahlreichen Versuche waren mit hoher Mortalität belastet, besonders wenn man resezieren wollte; sie waren aber meist nur auf unradikale Eingriffe, auf *Kompromißoperationen*, beschränkt, auf Kotfistel, Kunstafter, Enteroanastomosen von palliativem Wert; *die Radikaloperationen ergaben damals noch höchste Sterblichkeitsziffern.* Unvollständige Resektionsgrenzen führten frühzeitig zu Rezidiven. Man mußte erkennen, wie schwer die anfangs einfach erscheinende Problemstellung zu lösen war; man sah, daß nur in den seltensten Fällen die am Dünndarm erprobten Methoden in die Dickdarmtechnik übernommen werden konnten, denn *der Dickdarm ist ein nach Anatomie und Physiologie vom Dünndarm völlig verschiedenes Gebilde*, und bietet in jedem seiner vier einzelnen Abschnitte besondere anatomische und klinische Verhältnisse dar. Heute erst erkennt man, welche Vorarbeit nötig war, bis man anhand typischer Bilder die Reihe der wirklich durchprobierten Eingriffe für die einzelnen Colonabschnitte am heutigen Kongreß vorzuführen imstande ist.

Die große Wendung zur vorsichtigen Erfassung des Problems bereitete allerdings der Erlanger Chirurg *Heineke* schon im Jahre 1886 vor, indem er als erster *die grundsätzliche Bedeutung des mehrzeitigen Operierens* erkannte. Er inaugurierte das Verfahren der Tumorvorlagerung, das heute jeder Student kennen lernen muß, und das in seiner weiteren Entwicklung für unzählige Menschen lebensrettend wurde. Ich füge *Heinekes* bekannte Originalzeichnung bei, die alles erklärt (Abb. 1a und b).

Aus mannigfachen Vorversuchen, unter denen ich besonders die Arbeiten von *Hochenegg*[1] erwähne und unter der Mitarbeit Vieler erhob dann *v. Mikulicz*[2] in systematischem Studium die mehrzeitige Operation zum

---

[1] *Hochenegg:* Kongr. Dtsch. Ges. Chir. **1902**, 397. — [2] *Mikulicz v.:* Verh. dtsch. Ges. Chir. **1902**.

4 V. Schmieden:

Grundprinzip beim Dickdarmkrebs, und so ging sie durch seine und seines
Schülers *Anschütz*[1] kritische Arbeit in unser aller Besitz über. Für diese
Entwicklung war der bahnbrechende Kongreßvortrag von *v. Mikulicz*

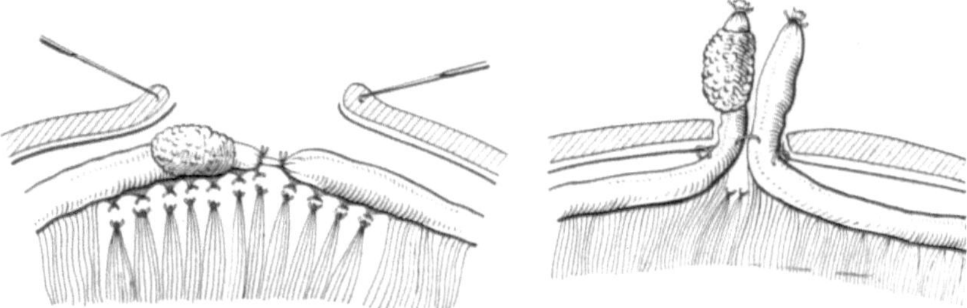

a   b

Abb. 1a und b. *Heineke*s erste Originalzeichnung a und b: Vorlagerung eines Colon-Carcinoms.

aus dem Jahre 1902 maßgebend. *v. Mikulicz* operierte damals jahre-
lang grundsätzlich jeden Dickdarmkrebs mit der Vorlagerungsmethode
(s. Abb. 2a, b, c und d) und mit der späteren Verschließung mit Hilfe
der Spornquetsche; er errechnete nach 5jähriger konsequenter Anwendung

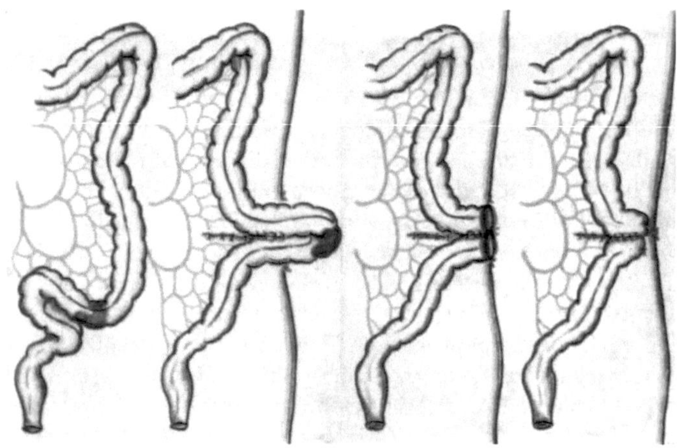

a   b   c   d

Abb. 2a—d. *v. Mikulicz*s Vorlagerungsmethode eines Tumors der Sigmaschlinge; zwischen
der vorletzten und letzten Abbildung wird die „Spornquetsche" angewandt.

eine Herabsetzung der operativen Mortalität von 42,9% auf 12,5%, ein
gewaltiger Erfolg für die damalige Zeit. Diesen Fortschritt bestätigte
Körte[2] im Jahre 1913; er brachte damals 11 Jahre nach dem Kongreßvortrag *v. Mikulicz*s in systematischer Darstellung die Ergebnisse des

---

[1] *Anschütz:* Grenzgeb. Med. u. Chir. 1907, Suppl.-Bd. 3, 575. — [2] *Körte:* Arch.
klin. Chir. 102 (1913).

mehrzeitigen Vorgehens am Dickdarmkrebs und konnte *bei ileusfreien Fällen die Mortalität von 42% auf 15%* durch mehrzeitiges Vorgehen herabdrücken. — Freilich betrug *die Gesamtmortalität, die sich aus der Zusammenstellung der Resultate der damaligen prominenten Operateure errechnen ließ, unter Berücksichtigung sämtlicher radikal operierter Fälle immer noch 38%! (Körte.)*

Mit Absicht stelle ich bei meinem heutigen Vortrag, der im wesentlichen der Technik gewidmet sein soll, *die Frage der mehrzeitigen Operation ganz in den Vordergrund,* denn sie ist, gleichviel wie man sich zu ihrer Beantwortung einstellen will, heut noch die Kernfrage und wird es bleiben. Sie im Einzelfall richtig zu beantworten und möglichst keinen Fehler zu machen — heißt die Erfolge steigern. Gerade die mehrzeitigen Methoden sind es, die die Lösung für die schwierigsten Fälle bringen müssen.

Es war eine vorsichtige und klare Entschließung des Altmeisters *v. Mikulicz,* die Größe und Gefahr des Eingriffs zu teilen; und wenn auch er und besonders *Anschütz* später mit zunehmender Erfahrung wieder für leichtere Fälle dem einzeitigen Vorgehen den Vorzug gaben, oder wenn heute an Stelle der Vorlagerung lieber der vortrefflichen dreizeitigen Methode *Schloffers*[1] der Vorzug gegeben wird, so tut das dem großen grundsätzlichen Verdienste *v. Mikulicz*s keinen Abbruch. Auch heut noch sollte jeder Chirurg für sich wieder den gleichen Entwicklungsgang durchmachen; er soll wissen, daß auch heut noch in jedem Fall an ihn die Frage herantritt: Einzeitig oder mehrzeitig? *Das einzeitige Vorgehen erfordert sehr viel mehr Erfahrung, die man erst allmählich erwirbt, bis man es für ileusfreie Fälle zum Normalverfahren erheben kann.* Ja, ich wage es, heut die Frage zu erheben, *ob wir wirklich berechtigt sind, dem Gros der Chirurgen das einzeitige Verfahren als das Normalverfahren zu bezeichnen! Liegt darin nicht eine gefährliche Überspannung dieses idealen Zieles?* — Jedenfalls soll der Operateur anfänglich lieber mehrzeitig vorgehen; dann entschließt er sich zunächst rechtsseitig, dann auch für glatte Fälle linksseitig nach und nach zu dem idealen einzeitigen Vorgehen. So findet er leichter den Weg zur besten Technik und die Zahl der rein palliativen Eingriffe wird in seinem Krankengut immer mehr zurückgehen; *dieser Weg darf in diesem Sinne nicht als Umweg betrachtet werden!* Dem Virtuosen der Technik mag der einzeitige Eingriff besser liegen; unsere besten Könner berichten schon heute bei unkomplizierten Fällen über lückenlose Serien von einzeitigen Heilerfolgen, manche sogar bei schwieriger liegenden Fällen; allen voran *Reichel, v. Haberer, Finsterer*[2].

---

[1] *Schloffer:* Bruns' Beitr. 38, 150 (1903). — Verh. Ges. dtsch. Naturforsch. 1902. Ref. Zbl. Chir. 1902, 1244; 1926, 2769. — [2] *Finsterer:* Arch. klin. Chir. 164, 349; 165, 1 (1931). — Zbl. Chir. 1932, 665. — Vortr. Wien. Ges. Röntgenk. Ref. Fortschr. Röntgenstr. 1936 I, 53, 93. — Zbl. Chir. 1936, 2252. — Wien klin. Wschr. 1936 II, 9. — Zbl. Chir. 1936, 1302. — Wien. klin. Wschr. 1937 II, 1019, 1059.

Aus den Berichten des letzteren ersehen wir, mit wie weitgehender Indikationsstellung er unter Zuhilfenahme der Lokalanästhesie und paravertebralen Leitungsanästhesie große Operationen in größter Zahl durchführen konnte, immer mit dem Ziel, die Anwendung des einzeitigen Vorgehens recht oft zu ermöglichen, und die Wiederherstellung des natürlichen Afters durchzuführen. Er gibt uns für jede einzelne Technik die von ihm erreichten prozentualen Heilungsziffern an und wendet im wesentlichen die einzeitige Resektion oder die dreizeitige Methode an; letztere sogar bei beginnendem Ileus. Er hat auch mehrfach mit gutem Erfolge Rezidive operiert. *Finsterer* kann neben günstiger operativer Mortalität, die etwas über 20% im Gesamtdurchschnitt liegt, auch über hervorragend gute Fernresultate berichten. Ebenso *Lotheisen, Frisch, Huber, Denk* u. a.

Aus der ungeheuer großen Weltliteratur ist besonders die nordamerikanische und die englische zu erwähnen. Dort haben sich einzelne Operateure zu Spezialisten des operativen Dickdarmgebietes herausgebildet. Ich nenne die *Mayo*-Klinik [1] *(Ch. Mayo* und *Rankin)*, und ferner *Lockhart-Mummery* [2]. Aus der *Mayo*-Klinik, die freilich über ein sehr gesiebtes Krankengut verfügt, wird von dem niedrigen Gesamtmortalitätsstand von 5—10% berichtet.

Es bleibt erstaunlich, wie weit *v. Mikulicz* schon im Jahre 1902 in Technik und Indikation vorgeschritten war, als er seinen Kongreßbericht abstattete. Zwei weitere große Arbeiten des Schrifttums bauten das Erreichte weiter aus. Zunächst *Körte* [3] mit seiner bereits erwähnten Publikation aus dem Jahre 1913, die in allen Einzelheiten gründliche besonders auch statistisch genaue Angaben bringt; sie ist auch heut noch Wort für Wort vollgültig. *Körte* hat ihren Inhalt in London vorgetragen; das Ziel der Arbeit war es, ebenfalls über den ursprünglichen *Mikulicz*schen Standpunkt hinaus möglichst oft einzeitig radikal zu operieren. *Körte* prägte das klassische Wort: „Die Operationsbehandlung soll ‚cito‘ ‚tuto‘ et ‚jucunde‘ ablaufen."

Dann folgte *Nordmanns* [4] Kongreßhauptreferat auf dem 50. Jubiläumskongreß des Jahres 1926 unter *Körtes* Vorsitz, das gestützt auf eine große eigene Erfahrung die ganze Colonchirurgie umfaßte und *Körtes* Ergebnisse bestätigte. *Nordmann* bekennt sich als vorsichtiger Vertreter des individualisierenden Vorgehens im Einzelfall; das zeigt sich besonders bei seinen großen Erfahrungen mit der Tumorvorlagerung. Wer Arbeiten, wie die *Nordmann*sche liest, der versteht, wie verkehrt es ist, sich zum

---

[1] *Mayo, Ch.:* J. amer. med. Assoc. **107**, 342 (1936). — Amer. J. Surg. **107** (1938). Ann. Surg. **109**, No 3 (1939). — *Rankin:* J. amer. med. Assoc. **101**, 491 (1933). — Amer. Surg. **99**, 626. — Ann. Surg. **104**, 36 (1936). — J. amer. med. Assoc. **109**, 1719 (1937). — [2] *Lockhart-Mummery:* Brit. med. J. **1929**, 588; **1933**, Nr 405. — 2. edit. London XII (1934). — [3] *Körte:* Arch. klin. Chir. **102** (1913). — [4] *Nordmann:* 50. Tagg dtsch. Ges. Chir. **1926**, 312.

„grundsätzlichen" Vertreter der einzeitigen Colonresektion zu bekennen. Derartige Übertreibungen gehen immer auf Kosten der Mortalitätsstatistik und können sich nur unter Ausschluß aller komplizierten Fälle erreichen lassen!

Wir operieren auch heut noch das Colon-Carcinom im wesentlichen nach *v. Mikulicz* und *Körte*. Wir erwarten keine grundsätzlichen Änderungen der Methode mehr. *Körte* sprach die Ansicht aus, daß die Jahre bis 1900 die „Lernjahre" der Colon-Ca-Chirurgie waren. Die späteren Fortschritte bewegten sich auf dem allgemein-technischen Gebiete, betreffend Narkose, Anästhesie, Asepsis, pathologische Anatomie, Diagnostik usw.

Meine heutigen Ausführungen kann ich aber nicht beginnen, ohne die große Zusammenfassung besonders zu erwähnen, die uns *Reichel*[1] im Jahre 1933 gegeben hat; er trug alles Wissenswerte über die Colonchirurgie auf Grund eigener Erfahrungen und aus der gesamten Weltliteratur in dieser Arbeit sorgfältig zusammen.

Angesichts dieser etappenweise erstatteten Hauptberichte fragt es sich, ob man 14 Jahre nach *Nordmanns* Referat heut viel Neues bringen kann. Ich sehe jedenfalls meine Aufgabe heut keineswegs in einer neuen Sammelstatistik; sie würde abgesehen von einzelnen Spitzenleistungen immer nur *Körtes* Zahlen bestätigen, und das hat folgenden Grund: Zwar wurde die Technik besser, in Vorbehandlung, Operation und Nachbehandlung; man lernte dauernd aus der zunehmenden Erfahrung — aber man wagt sich auch andererseits heut an die schwierigsten Fälle heran und die Zahl derer, die radikal operieren, ist erheblich angewachsen; die Resektion liegt auch schon in der Hand der weniger Erfahrenen. *So mußte Reichel feststellen, daß heute immer noch etwa 30% aller Kranken sterben, die am Colon-Carcinom radikal operiert werden.* Diese Zahl befriedigt durchaus noch nicht. *30% Mortalität ist keine Zahl, die geeignet ist, die Operation, von der wir hier sprechen, populär zu machen.* Andererseits muß man sich immer vor Augen halten, daß die Aussichten der palliativen Methoden ganz trübe sind. Man muß der Ansicht *Finsterers* beipflichten, daß man die Indikation zur Radikaloperation weit stellen sollte.

Trotzdem *Nordmanns* Hauptreferat erst 14 Jahre zurückliegt, wird sich doch heut manches Neue und Wichtige berichten lassen. Ich werde mich auf das intraperitoneale Colon beschränken, beginnend an der *Bauhin*schen Klappe und endigend am Übergang des Colon pelvinum in das extraperitoneale Rectum, das immer ein Sondergebiet bleiben wird.

Ich werde mich besonders für den Ausbau der Methodik interessieren: *Heut sind wir so weit, daß wir bis zu einem gewissen Grade dem Anfänger*

---

[1] *Reichel* u. *Staemmler:* Die Neubildungen des Darmes. Neue deutsche Chirurgie, Bd. 33 b. Stuttgart: Ferdinand Enke 1933.

*genormte Eingriffe für jeden Colonabschnitt zur Verfügung stellen können.
Er kann dann zwischen den gebotenen Operationsarten wählen, je nach der
Ausdehnung des Tumors und nach Maßgabe der vorhandenen Komplikationen. Ich stelle also heut genormte Methoden für jeden Colonabschnitt
zur Diskussion.* Auch heut wieder lautet unser Problem, die Resultate
zu verbessern, ohne die bisherige Indikation einzuschränken.

Für die praktischen Bedürfnisse der Chirurgie teilt man nach dem
*Körte*schen Schema den Dickdarm in folgende Abschnitte ein:

    I. Coecum, Colon ascendens, Flexura hepatica.
    II. Colon transversum.
    III. Flexura lienalis, Colon descendens.
    IV. Colon sigmoideum und pelvinum.

Diese Einteilung, die ich auch heute zugrunde lege, entspricht zwar
nicht den physiologischen Funktionen der einzelnen Abschnitte und
ebensowenig den rein anatomischen Gesichtspunkten. Mit Rücksicht
auf die letzteren teilt man wohl besser nach den arteriellen Versorgungs-
gebieten ein, da in der Mitte des Colon transversum die Blutzufuhr vom
Stromgebiet der Art. mesenterica superior auf die inferior übergeht,
deren große Anastomose von der Art. colica media gebildet wird.

*Für die Resektionstechnik unterscheidet man zweckmäßig zwischen
beweglichen und unbeweglichen Teilen*, je nachdem sich infolge kurzer oder
langer Mesenterialanheftung der betreffende Abschnitt vor die Bauchdecken lagern läßt, oder nicht.

An den unbeweglichen Abschnitten muß man wegen ihrer breiten
hinteren Fixation auf große technische Schwierigkeiten gefaßt sein.
Ferner ist Rücksicht zu nehmen auf die Besonderheit durch den Ansatz
des Netzes am Querdarm und der Appendices epiploicae am Sigma und
Colon pelvinum; individuell verschieden starker Fettreichtum des Mesenteriums und der Anhänge ist für die Technik von größter Bedeutung.

Bewegliche Teile bedürfen im allgemeinen nicht der operativen Mobilisation. Nach Abbindung und Abtrennung zwischen Kettenligaturen
hinterlassen sie keine Defekte des hinteren Peritonealüberzuges; dort
spielen sich unsere Eingriffe im allgemeinen auch mehr oder weniger
außerhalb der Bauchdecken ab; die Behandlung miterkrankter Drüsen
ist hier technisch einfach. Demnach verlagern wir die Durchtrennungen,
die Ringnähte, die Blindverschlüsse der Stümpfe, die Seit zu Seit-Nähte
usw. am liebsten in die beweglichen Teile; die Anlegung des doppelläufigen
Kunstafters gelingt nur an beweglichen Teilen zur Zufriedenheit; wir
führen weitgehende Resektionen am liebsten so aus, daß ein zwischen
zwei beweglichen Enden liegendes unbewegliches Stück wegfällt; schon
*Wölfler sprach den Satz aus, daß die Gefahr der Dickdarmresektion im
umgekehrten Verhältnis zur Länge seines Mesenteriums stehe.* Das Gesagte
ist in Abb. 3 bildhaft erläutert.

Der breite Mesenterialansatz am aufsteigenden und am absteigenden
Colon führt dazu, daß fast ein Drittel der Circumferenz extraperitoneal
liegt. Wer hier einen Blindverschluß
anlegen will, der bediene sich der in
Abb. 4 angegebenen Technik.

Nur derjenige Operateur kann heut er-
folgreiche Dickdarmcarcinomchirurgie aus-
üben, der die unbeweglichen Teile, Colon

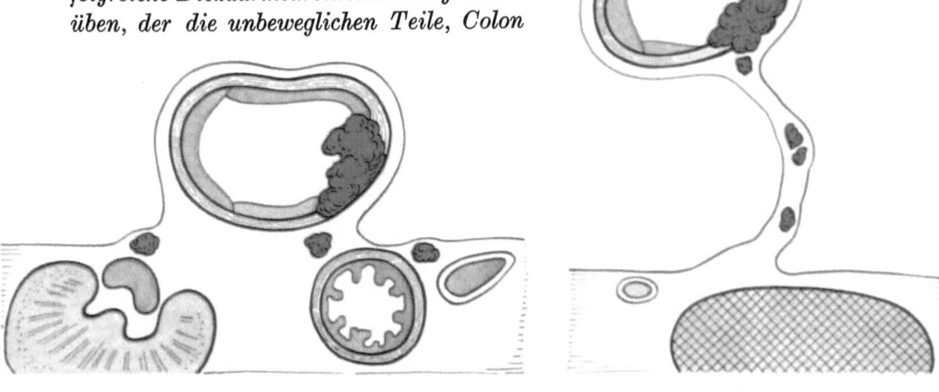

a b

Abb. 3 a und b. Schematische Darstellung der Querschnitte von fixierten Teilen des Colons
und von solchen mit langem Mesenterium.

ascendens und descendens, vollkommen von der zirkulären Resektion und
Naht ausschließt und sie als rein passive, für die feinere Dickdarmtech-
nik unbrauchbare Abschnitte betrachtet. Mit Ausnahme der in Abb. 4

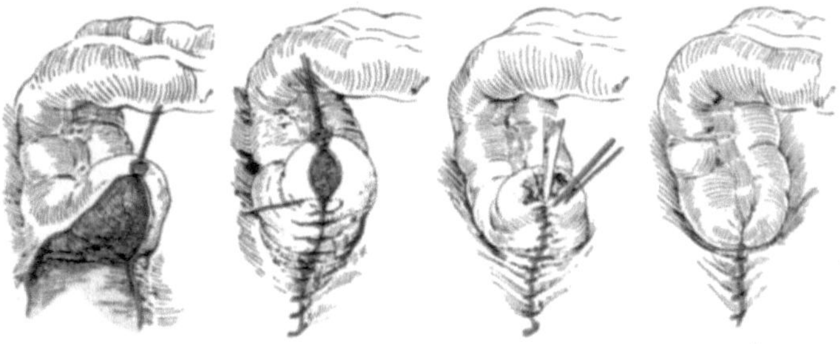

a b c d

Abb. 4 a—d. Methode des Endverschlusses eines fixierten Colonabschnittes (Peritonealisierung und Einstülpungsnaht). (Abb. 4 ist entnommen aus *Sauerbruch-Schmieden*, 6. Aufl.,
Bd. 3, S. 193.)

bezeichneten Technik des Endverschlusses, der eventuell noch eine
zusätzliche laterale Anastomosierung gestattet, spielt sich die große
Colon-Ca-Chirurgie nur an den beweglichen Abschnitten ab. Wer das
nicht beachtet, der hat immer wieder Todesfälle an *Retroperitonealphleg-*
mone zu gewärtigen.

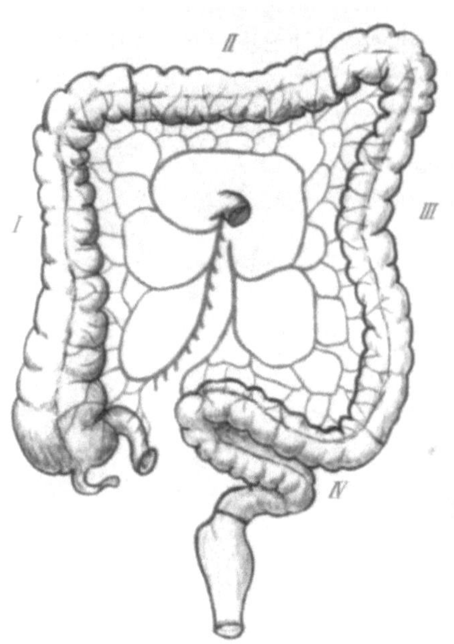

Abb. 5. Darstellung der Gefäße des intraperitonealen Colon. Die vier Abschnitte des Dickdarms entsprechen der Einteilung *Körtes*, welche auch meiner Bearbeitung zugrunde gelegt ist.

In schematischer Weise gibt Abb. 5 die Gefäßversorgung des intraperitonealen Colons wieder. In zentrifugaler Richtung treten die Arterien des ganzen Dickdarms rechts als Äste der Art. mes. sup., links als Äste der Art. mes. inf. von der Mitte aus an den Dickdarm heran. Das gegebene Schema soll jeder Operateur im Gedächtnis haben, wenn er gut ernährte Stümpfe miteinander vereinigen will. Er muß sich aber auch der wichtigen Regeln *A. W. Fischers*[1] erinnern, der uns gelehrt hat, daß besonders bei kollabiertem Darm die ernährende Arterie für die contramesenterialen Abschnitte oft einen Umweg innerhalb der App. epiploicae

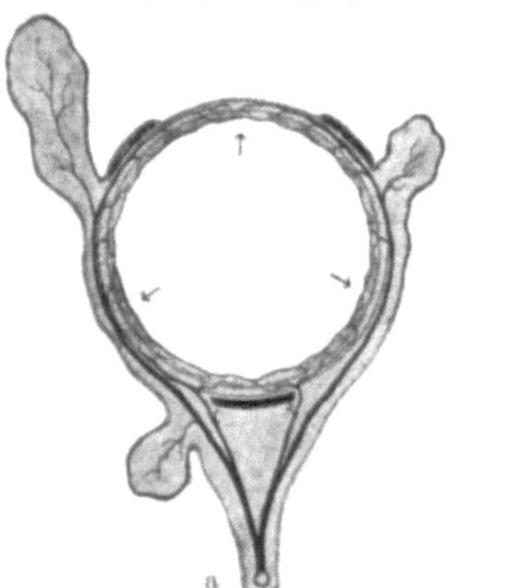
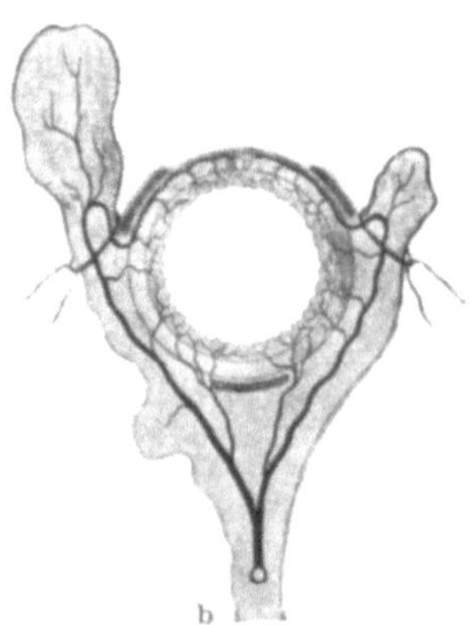

Abb. 6a und b. *A. W. Fischers* Darstellung der ernährenden Arterien des Colon. Bei contrahiertem Darm kann durch Abbinden der Fettanhänge die Ernährung des contramesenterialen Abschnittes in Frage gestellt werden. (Abb. 6 aus *Sauerbruch-Schmieden*, 6. Aufl., Bd. 3, S. 222.)

macht; bei unvorsichtiger Abtragung dieser Darmanhänge kann die Blutversorgung der zugehörigen Teile der Darmkonvexität in Frage

---

[1] *Fischer, A. W.:* Arch. klin. Chir. **152**, 638 (Kongr.-Ber.).

gestellt werden und eine Nahtinsuffizienz infolge Nekrose verschulden (Abb. 6).

Wir gehen jetzt zu den einzelnen Dickdarmabschnitten über:

I. Coecum, Colon ascendens, Flexura hepatica. 34%.

Nach *Nordmanns* Angabe sitzen etwa 20% aller Dickdarmkrebse am Coecum selbst, also an einem mobilen Abschnitt. *Reichel* und *Staemmler* errechneten nach dem Schrifttum genau 19%—22% auf das Coecum (gegenüber 31—45% auf Sigma und Colon pelvinum). Weitere bevorzugte Stellen sind die großen Biegungen, Flexura hepatica und lienalis. Insgesamt darf man auf den in Abschnitt I beschriebenen Teil rund 34% aller Colon-Carcinome rechnen.

Man kann das Coecum-Ca als eine Krankheit für sich bezeichnen, allein schon wegen der interessanten Differentialdiagnose gegenüber der *Tuberkulose* in ihrer hyperplastisch-stenosierenden Form; diese Frage bleibt nicht selten in der Diagnostik unbeantwortet, manchmal sogar bis zur Untersuchung des exstirpierten Präparates. In beiden Fällen führt der deutlich in der Beckenschaufel tastbare Tumor zu früher Erkennung eines ernsten Leidens; besonders wenn die zweizipfelige *Bauhin*sche Klappe mitgegriffen und stenosiert ist, treten klinische Erscheinungen auf. Andernfalls — bei fehlender Stenose — bleibt das Leiden länger unerkannt; sehr oft fehlt die erwähnte frühe Tastbarkeit; nicht selten hindert, wenn die Geschwulst an der Hinterwand sitzt, das geblähte Coecum als „Luftkissen" die Tastbarkeit. Der ursprünglich gut bewegliche Tumor wird später durch entzündliche Beteiligung der Nachbarschaft fester und unbeweglicher; aber alle diese Veränderungen, selbst das Auftreten paracolitischer Abscesse, auch retroperitonealer, kennzeichnen den Tumor keineswegs völlig deutlich gegenüber der Tuberkulose.

In unklaren Fällen ist *die Anamnese* und *das Röntgenbild* von großem Nutzen. Hier leistet das letztere Glänzendes; ja sogar die ileocoecale Invagination bei stenosierendem Tumor der Klappe läßt sich gut darstellen.

Verhältnismäßig selten gehört das Coecumcarcinom dem rein *scirrhösen* Geschwulsttypus an, wie wir ihn häufig an der Sigmaschlinge finden, um so häufiger ist am Coecum die *polypöse* oder die *medulläre* Form. Die vierte Form, diejenige des *Ca gelatinosum* kann an allen Colonabschnitten beobachtet werden; in diese Gruppe gehören auch diejenigen, welche anfänglich in der medullären Form wachsend, später in mucoide Degeneration übergehen.

Am Coecum und Ascendens verlangt *die Mitbeteiligung des Lymphapparates* besondere Aufmerksamkeit; hier wo auch die Inhaltsresorption am lebhaftesten arbeitet, und wo sich der Inhalt in hin- und herwogender Bewegung länger aufhält, da ist das Mesenterium ileocoecale am reichsten mit Lymphknoten ausgestattet. Diese beteiligen sich an allen Erkrankungen ihres zugehörigen Darmabschnittes sehr frühzeitig und erfordern eine weitgehende Mitresektion unter möglichst zentraler Unterbindung der ileocoecalen Blutgefäße bis zur Mesenterialwurzel herauf. Freilich ist es schwer, krebsige von entzündlichen Drüsen sicher zu unterscheiden. Ihre grundsätzliche Ausräumung ist zu fordern und diese ist am Ileocoecum technisch relativ leicht.

Man soll sich von vornherein daran gewöhnen, das Colon-Carcinom mit großen Bauchschnitten zu operieren, schon um die Leber gleich zu Beginn abtasten zu können. Man öffnet den Bauch über dem Coecum mit einem ausgiebigen rechtsseitigen Pararectalschnitt; in schwierigeren Fällen fügt man je nach Bedarf oben eine Verlängerung im Sinne des Rippenrandschnittes hinzu in der Richtung auf den Schwertfortsatz; denn ehe man reseziert, muß man völlig freie Sicht haben. Man arbeitet leichter wenn man den Kranken *in Beckenhochlagerung und linker Körperschräglage* operiert, um das Gros der verschiedenen Eingeweide in die linke Bauchseite zu verbringen. Nun erst, nach ausgiebiger Abtastung der Geschwulst und des mesenterialen ileocolischen Lymphdrüsengebietes entscheidet man sich über die Methode, die, wenn irgend möglich, im ileusfreien Zustande eine einzeitige sein soll. Die guten Erfolge haben uns immer radikaler zu werden gelehrt; die alleinige Resektion des Coecums ist auf wenige, und zwar auf die ganz beginnenden Fälle eingeengt, bei denen man Anlaß hat, die Wegnahme gesunden Darmes auf das Notwendige zu beschränken und wo man das funktionell so wichtige Colon ascendens größtenteils erhalten möchte. *Nordmann* hat uns gelehrt, daß gerade am Coecum-ascendens wegen seiner wichtigen physiologischen Funktion sorgfältig die Entscheidung überlegt werden muß, ob wirklich die weitgehende rechtsseitige Wegnahme nötig ist; gerade das Coecumascendens ist das Hauptgebiet der Inhaltsresorption. Besonders das kleine, frei vorziehbare Coecum-Carcinom bei tief herabhängender Lage des Blinddarms (Coecum pelvinum) kann einfach reseziert werden, wie es die begleitende Abb. 7a und b zeigt, wobei in Nachahmung der natürlichen Einmündung des Dünndarms in das Coecum die End: Seit Einpflanzung

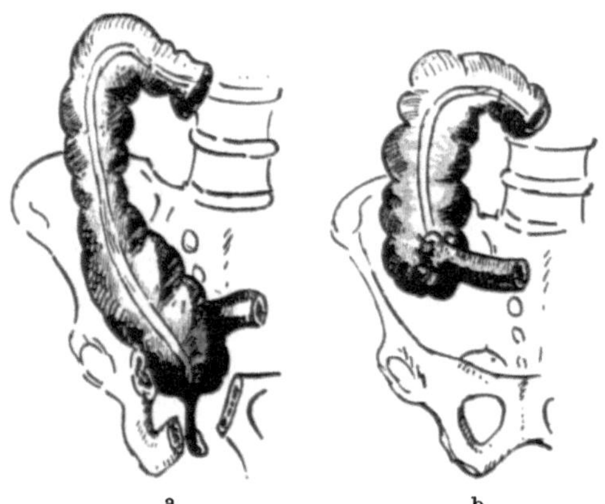

a   b

Abb. 7a und b. Einfache Resektion eines beginnenden Coecum Ca mit nachfolgender End-zu-Seit-Versorgung unter Nachahmung der Valvula Bauhini (Amputation des Coecum).

des Ileum ins Ascendens die beste Lösung sein dürfte mit Rücksicht auf die Ungleichheit der Lumina. Hierbei kann sich, wenn man den Dünn-darm weit genug invaginiert, eine reguläre Sphincterfunktion entwickeln (*Weiss*[1]).

In der Hand *Friedrichs* und vieler Anderer entwickelte sich beim ausgebreiteten Carcinom die sog. „*Resektion der rechten Colonhälfte*" zum *Normalverfahren*; bei ileusfreien Fällen ohne begleitende Nachbarabscesse und ohne zu weitgehende Verwachsung mit der retroperitonealen Unterlage, ist sie in der Tat die beste Methode geworden, die gleichzeitig den ileocoecalen Drüsen gerecht wird. Unsere Abb. 8 stellt dar, wie zunächst durch Scherenschläge die seitliche gefäßarme Umschlagsfalte des Bauchfells durchschnitten wird und wie man das Ascendens von dem lockeren extraperitonealen Gewebe medialwärts abdrängt unter sorgfältiger Schonung des Ureters, der Niere und besonders des hier retroperitoneal gelegenen, nicht serosabedeckten Duodenums (Abb. 8). Damit dieses nicht versehentlich

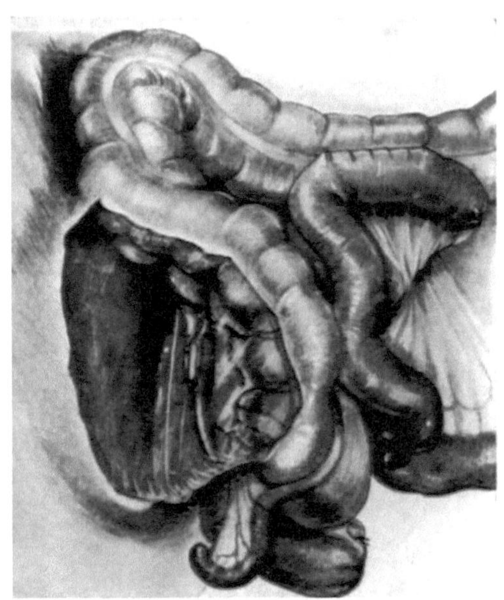

Abb. 8. Beginn der Ileocoecalresektion mit Freilegung des Ureters, des retroperitonealen Duodenums und des unteren Nierenpols. (Abb. 8 verkleinert aus *Sauerbruch-Schmieden*, 6. Aufl., Bd. 3, S. 216.)

mit der späteren hinteren Peritonealnaht erfaßt wird, muß es jedesmal systematisch aufgesucht und geschont werden. Der Einblick in die retroperitoneale Tiefe läßt den Anfänger verstehen, daß für die Bauchchirurgie die genaue Kenntnis dieser Gebiete mindestens ebenso wichtig ist, wie die Kenntnis der eigentlichen Bauchorgane.

Die totale rechtsseitige Colonresektion (Abb. 9a und b) ist nicht allein wegen der technischen Bequemlichkeit bei der Herstellung der späteren Nahtverbindung zwischen dem Dünndarm und dem Quercolon eine handliche Methode, auch nicht allein wegen der Rücksicht auf das Gefäßversorgungsgebiet, sondern sie wird auch am besten den physiologischen Arbeitsbedingungen im Ascendensgebiet gerecht; es gilt hier *die rückläufige Peristaltik* besonders zu beachten.

---

[1] *Weiss:* Arch. des Mal. Appar. digest. **19**, 1 (1929).

Die große Entwicklung, welche die Dickdarmchirurgie durch *v. Mikulicz* und *Anschütz*[1] erfuhr, war gekennzeichnet durch das *Studium der normalen und pathologischen Physiologie*; hieraus erst wurde uns das Verständnis für die beim Ileus zur Wirkung gelangenden Kräfte vermittelt, und auf diese Weise entstand auch erst *eine physiologische Chirurgie des Dickdarmes*.

Man soll sich in diesem Zusammenhang klar machen, daß am *Dünndarm* im wesentlichen die *Dynamik*, d. h. die „aktive" Leistung des Darmrohrs die entscheidende Rolle spielt", am *Dickdarm* mit seiner ganz anders

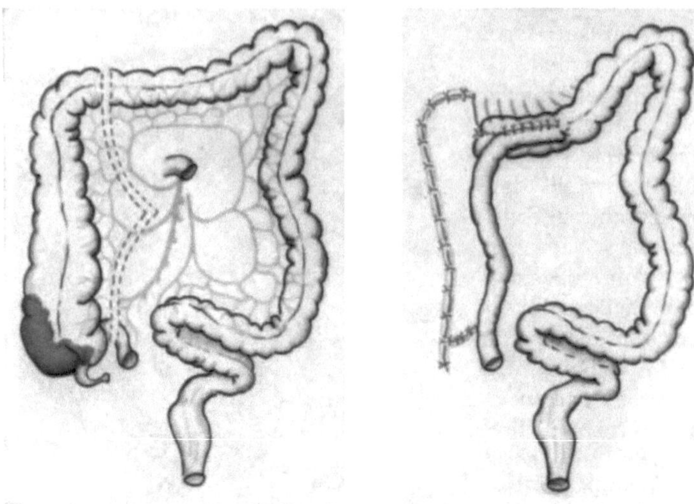

Abb. 9a und b. a Totale rechtsseitige Colonresektion (I. Akt). Es ist besonders zu beachten, daß der Stamm der Art. colica media geschont bleibt, weil sonst die Ernährung des Transversum aufgehoben ist. b Totale rechtsseitige Colonresektion (II. Akt). Wiederherstellung der Kontinuität des Darmes und Naht des hinteren Peritoneums.

gestalteten Form und dem anderen Inhalt und mit der ganz anders gebauten Wand wirken außerdem physikalische Kräfte mit, wie der Gasdruck und der Gasauftrieb, das Gewicht und das Volumen des Inhaltes und die vis a tergo; es herrscht also hier neben der „*aktiven Dynamik*" eine „*passive Mechanik*". Wir verstehen hiernach, daß die Chirurgie des Dickdarmes überall wesentlich größere Vorkenntnisse zur Voraussetzung hat, als die Chirurgie des Dünndarmes.

Es muß unter allen Umständen vermieden werden, daß in diesem auf Feinarbeit eingestellten Präzisionsinstrument durch unsere operative Maßnahme eine pathologische Mechanik entsteht; es gilt, die logische Kontinuität des Darmweges einwandfrei zu etablieren und unter keinen Umständen auf die Dauer ein Zweiwegesystem einzurichten.

[1] *Anschütz:* Grenzgeb. Med. u. Chir. **1907**, Suppl.-Bd. 3, 575.

Nordmann hat in seinem Kongreßreferat im Jahre 1926 diese Dinge bereits eingehend besprochen mit besonderer Bezugnahme auf die laterale Anastomose. Er wies auf die Vorarbeit von *Riedel, Körte, Finsterer, de Quervain, Rehn* und besonders von *Stierlin* hin und stellte fest, daß der Inhalt konsequent infolge seiner Peristaltik den natürlichen Weg zu gehen bestrebt sei, solange der alte Weg nicht völlig verschlossen wird. *In einem durch Anastomose ausgeschalteten Teil tritt unter Umständen Überfüllung durch Rücktransport und Stauung ein*, während die vis a tergo zur Weiterbeförderung fehlt; dadurch kann sich der Wert der Operation ins Gegenteil verwandeln. *Freiüberragende, geschlossene Zipfel können der schädlichen Wirkung der Antiperistaltik ausgesetzt sein*, aber auch isoperistaltisch liegende bilden den Sitz von lästiger Inhaltsstauung. — Alle diese Feststellungen die am Dünndarm keine Rolle spielen, erschweren die operative Arbeit am Dickdarm erheblich.

Ich lasse an dieser Stelle eine Darstellung der normalen und der pathologischen Physiologie des Dickdarmes folgen, deren Ausarbeitung ich meinem Assistenten, Herrn Dr. *Graff* übertragen habe. Er schreibt:

„Die Voraussetzung der Erfolge aller Operationen am Dickdarm ist eine genaue *Kenntnis der Anatomie und Physiologie*. Nur unter Benutzung und Auswertung ihrer Gesetze sind der Dickdarmchirurgie die großen Erfolge möglich. Entsprechend der Vielseitigkeit der sich zeitlich und örtlich überschneidenden Funktionen desselben ist die Beurteilung der Leistung oft nur schwer möglich. Man hat sich allgemein daran gewöhnt, den Dickdarm in zwei funktionell getrennte Gebiete zu teilen, deren Grenze etwa in der Mitte des Querdarmes verläuft. Hier wechselt auch die Blutversorgung vom Gebiete der Art. mesent. sup. auf das der Art. mesent. inf., die nervöse Versorgung vom Gebiete des Nerv. vagus auf den Nerv. pelvicus, sowie vom Nerv. splanchnicus sup. auf den Nerv. splanchnicus inf. über. Einzelheiten über den genauen Sitz der Nervenumschaltungen sind noch nicht endgültig geklärt. Erwähnt werden muß, daß ausgedehnte Anastomosen zwischen den Nerven des Darmes und den Plexusbildungen der retroperitonealen Organe sowie des kleinen Beckens bestehen, so daß reflektorische Beeinflussungen gegenseitig vorkommen, die dem Kliniker ja durchaus geläufig sind, z. B. die Darmatonie bei Nierensteinkoliken und anderes mehr.

Das rechte Colon hat wichtige Verdauungsarbeiten zu leisten, indem es mit Hilfe seiner Bakterienflora die bakterielle Nachverdauung der Ingesta vornimmt. Es ist insbesondere die Cellulose, die hier aufgespalten wird und zur Verwertung vorbereitet wird. Man hat daher das Coecum und gelegentlich auch mit Einschluß des Colon ascendens als Gärkessel der Celluloseverdauung bezeichnet. Gleichzeitig sei daran erinnert, daß im rechten Dickdarm der Hauptteil an Flüssigkeitsresorption aus dem Darm stattfindet. Nicht mit Unrecht hat daher *Fraser* das rechte Colon gewissermaßen als Teil des Dünndarmes bezeichnet.

Das linke Colon hat kaum nennenswerte Verdauungsfunktionen. Es dient im wesentlichen dem Kottransport und als Kotbehälter. Es sorgt außerdem durch Produktion von Schleim für gute Passage und Gleitfähigkeit des Stuhles. Es muß jedoch betont werden, daß unter pathologischen Umständen jeder Dickdarmanteil weitgehend alle aufgezählten Funktionen leisten kann, so daß wir auf Grund dieser Erfahrung in der Lage sind, unbedenklich große Teile des Dickdarmes zu opfern, wenn es die Art der Krankheit erfordert. Wichtig für jede Operation am Dickdarm ist

die Kenntnis der Motilität dieses Darmabschnittes, da sie in ihrer Vielgestaltigkeit
ganz besondere Anforderungen an die Art der Anastomosenbildung, ihre Nahttechnik und ihre postoperative Pflege stellt. Wir müssen uns klarmachen, daß die
nur zu oft nicht mit Serosa bedeckten Anastomosen an muskelschwachen, in
ihrem Volumen stark schwankenden Dickdarmteilen ungeheuren mechanischen
Spannungen und Läsionen ausgesetzt sind.

Der dünnflüssige Ileuminhalt gelangt in diskontinuierlichem Strahl in das
Coecum. Die Valvula Bauhini kann wohl am ehesten mit dem Spiel des Magen-
pförtners verglichen werden. Mit einem gewissen Füllungsgrad des Coecum beginnt
in ihm eine lebhafte Tätigkeit der Haustren, gemischt mit andersartigen Bewegungen,
die von *Wildegans* als Knetbewegungen bezeichnet worden sind. Haustrenspiel
und periodische Längskontraktionen der Tänien führen zu einer innigen Durch-
mischung, Knetung und Zerteilung des Inhaltes. So wird der Inhalt vermengt, der
Wand zur Resorption angelagert, durch Knetbewegungen erneut zerkleinert und
geteilt und nach Vorwanderung entlang der Haustren tritt durch die lebhafte Antiperistaltik der Ingesta im Coecum und Ascendens der Inhalt langsam in kleinen
Schüben ins Transversum über. Schon nach 4 Stunden ist das Transversum gefüllt
und in lebhafter Tätigkeit, die Füllung ist nach 8 Stunden meist beendet. Die Art
der Transversumfüllung ist verschieden, entweder sie beginnt als feiner Wand-
beschlag, oder kompaktere Brocken werden im ganzen ins Transversum vorgescho-
ben. Langsam senkt sich das gefüllte Transversum beckenwärts, nimmt zunehmend
isomorphe Haustrierung an, um schließlich seinen Inhalt, der das physiologische
Hindernis der spitzwinkligen linken Colonflexur nicht überwindet, mit Hilfe der
großen Förderbewegungen des Colons- der *Holzknecht*schen Bewegung, weiter zu
befördern. Dieser beschreibt die seltenen Bewegungen als generelle schlauchförmige
Konstriktionen, die den gesamten Coloninhalt um etwa 1 Drittel der gesamten Weg-
strecke verschieben. Die Kotspindel durchwandert den Dickdarm wie der Fisch
das Wasser, so hat es *Porges* einmal anschaulich ausgedrückt. Neben diesen großen
Förderbewegungen können auch schnelle Kontraktionswellen des Dickdarmes oder
bei Anstauung im Sigma Längskontraktionen den Inhalt analwärts befördern.
Die Vielzahl der Bewegungen, die Kraft mit der sie den Inhalt weiterschieben, lassen
erkennen, in welch mächtige Gefahr jede Dickdarmnaht allein durch diese normale
Peristaltik gerät. Nur zu leicht kann sich bei derartiger Belastung ein kleiner Fehler
in der Nahttechnik verhängnisvoll auswirken. Neben diesen analwärts gerichteten
Bewegungen ist jedoch sicher bewiesen, daß antiperistaltische Bewegungen auch
im linken Colon vorkommen. Gerade diese rückläufigen Bewegungen müssen besonders beachtet werden, da sie bei pathologischen Prozessen eine bedeutende
Steigerung erfahren, insbesondere bei unvollständigem Ileus *(Schönbauer)*, sowie
bei entzündlichen Darmerkrankungen. Wir müssen also bei allen derartigen Zuständen von vornherein damit rechnen, daß die Kotpassage durch starke Kräfte
aufgehalten werden kann, die im Darm selbst liegen, die zu Stauungen führen
können, Nähte sprengen und auch ausgeschaltete Dickdarmteile rückläufig füllen
können. So kommt es in gewissen Fällen von Umgehungsanastomosen, von Ausschaltungen am Dickdarm zu enormen Ausweitungen, Zuständen, die *Henschen*
treffend als sekundäre Megakolie bezeichnet hat. Nicht nur bei Colocolostomie *(A. W.
Fischer)*, sondern auch bei Ileocolostomien sind derartige Zustände beobachtet.
Stauung, gestörte Entleerung, sekundäre Entzündungen, Sekretions- und Resorp-
tionsstörungen, Kotsteinbildungen und Perforationen können unter dem Bilde
schwerer Okklusionskrisen zu neuen eingreifenden Operationen Anlaß geben, Bilder
wie sie *Körte, Rehn, Finsterer, Henschen, Clairmont, de Quervain, Hartmann* u. a.
im Schrifttum niedergelegt haben. Leichtere derartige Zustände verlaufen unter
dem Bilde einer intestinalen Autointoxikation; sie kommen auch vor bei Aus-
sackungen von Blindsäcken, wie sie bei Seit zu Seit Anastomosen immer sich bilden.
Eine Rückbildung dieser kleinen Blindsäcke erfolgt nicht oft, wie es *Frey* annahm,

sondern im Gegenteil, schwere Sackbildungen können resultieren wie sie z. B. *Doberer* einmal bei Ileumblindsäcken gesehen hat. Eine Vermeidung derartiger Bildungen ist bei richtig angewandter Technik der Anastomosenbildung durchaus möglich. Bei jeder anzulegenden Dickdarmanastomose muß man sich vorher ganz klar machen, welche Art von Leiden vorliegt. Ein gesunder Darm wird die Kraft haben, durch kräftige Peristaltik fremden Inhalt zu entfernen *(Tönnis)*; ein vorgeschädigter Darm jedoch, sei es durch Krankheit der Wand, Entzündungen, Überdehnungen oberhalb von Stenosen, Ileuszuständen aller Art, neuro-muskulär geschädigt wie bei funktionellen Dickdarmleiden z. B. der Obstipation — wird anders reagieren und Anlaß geben können zu derartigen schweren Funktionsentgleisungen. Nur nebenbei sei erwähnt, daß gleiche Schwierigkeiten bei allen Umgehungsanastomosen, unilateralen Ausschaltungen usw. in gleichem Maße auftreten können.

Noch ein Wort an dieser Stelle über die Formen der Anastomosen selbst. Die Frage, welche Art Anastomose funktionell besser ist, kann heute als dahin entschieden gelten, daß sie funktionell gleichwertig sind. Experimente haben gezeigt, daß grundsätzlich jede Anastomose ein peristaltikschwacher Raum ist, über den die Peristaltikwellen in keinem Falle hinweggehen *(Melzner)*. Die Ausdehnung dieses peristaltikschwachen Raumes beschränkt sich bei End zu End Anastomosen auf den Nahtring, bei Seit zu Seit Anastomosen auf die ganze Ausdehnung derselben. Dennoch hat die Erfahrung gelehrt, daß bei allen Arten der Anastomose der postoperative Ileus in gleicher Zahl auftritt *(Schloffer)*. Verhängnisvoll kann sich das im Ileus auswirken. *v. Haberer* hat in Versuchen nachgewiesen, daß oft oberhalb einer Anastomose eine Blähung des Darmes auftreten kann; sie beruht auf der Tatsache des peristaltikarmen Raumes der Anastomose selbst, der Neigung zu Schleimhautschwellung und Spasmen an dieser Stelle in den ersten Tagen nach der Operation. Die therapeutische Folgerung aus diesen Beobachtungen, nämlich die Gasentlastung des Darmes vor der Anastomose durch Gasfistel hat sich sehr bewährt. Daß die Ausdehnung der Wandschädigung, die Durchtrennung der Nerven, nicht allein ausschlaggebend für die spätere Funktion ist, kann man daraus erkennen, daß auch frei zur Überbrückung eingepflanzter Dünndarm störungsfrei einheilt, wie die prachtvollen Ergebnisse von *Quenu, Reichel, Finsterer, Faltner, Brand, Süssmann, Most* und *Nordmann* bewiesen haben.

Abschließend sei noch erwähnt, daß sich die ursprünglich angelegten Anastomosen in ihrer Form später häufig verändern, so daß nach einigen Monaten durch Einbeziehung benachbarter Wandteile in die Anastomose durch Änderung der Lage der verbundenen Darmschlingen zueinander, neuartige Bilder entstehen können. Aus allem diesem Material erkennt man die ungeheure Anpassungsfähigkeit des Darmes an neue Verhältnisse, die es erst ermöglicht, ohne Schaden an der Funktion große Eingriffe am Dickdarm vorzunehmen[1].

Aus diesen grundsätzlichen Feststellungen ergibt sich, daß zwei Resektionsmethoden die Technik am Coecum beherrschen: Entweder *die alleinige Blinddarmresektion* (s. Abb. 7) oder die in Abb. 9a und b wiedergegebene *totale rechtsseitige Excision.* Man nimmt das ganze, mit dem häufigen Rücktransport belastete Ascendens und die Flexura hepatica gänzlich fort und soll auch durchaus kein längeres Blindsackgebilde stehen lassen, in welchem sich stagnierendes Inhaltsmaterial retrograd ansammeln

---

[1] *Fraser:* Brit. J. Surg. **25**, 647 (1938). — *Wildegans:* Verh. dtsch. Ges. Chir. **1932**, 79. — *Henschen:* Helvet. med. Acta **3**, 507 (1936). — *Doberer:* Wien. klin. Wschr. **1930 II**, 1089. — *Tönnis:* Dtsch. Z. Chir. **212**, 339 (1928). — *Melzner:* 50. Kongr. dtsch. Ges. Chir. **1926**, 505.

kann. Es ist dringend davor zu warnen, nach alter, nachlässiger Methode das Coecum allein zu resezieren und dann die bequeme Ileotransverso-

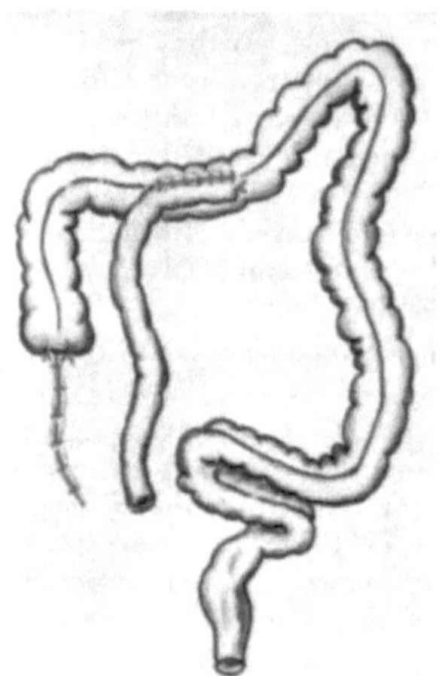

Abb. 10. Falsche Methode der Coecumresektion; der lange, blinde Dickdarmsack muß vermieden werden.

stomie anzuschließen. Abb. 10 zeigt diese veraltete Methode mit dem verbleibenden Blindsack.

Ich habe in Abb. 11a und b einige veraltete Methoden dargestellt, als warnende Beispiele. Hier sind die Nahtbedingungen durchaus ungünstig und die Resektionsgrenzen sind ungenügend. Es ist in diesem Zusammenhang sehr interessant, daß die ausländischen Autoren *Gosset*[1] und ebenso *Lahey*[2] vor jeder zirkulären Naht im Ascendens und Descendens genau mit der gleichen Begründung wie ich warnen, daß dabei *die retroperitoneale Phlegmone* sehr zu fürchten sei. Wer sich von dieser *Retroperitonealphlegmone* ein Bild machen will, der achte bei solchen Ascendensresektionen, die man im beginnenden Entzündungsstadium vornimmt, auf das trübseröse oder

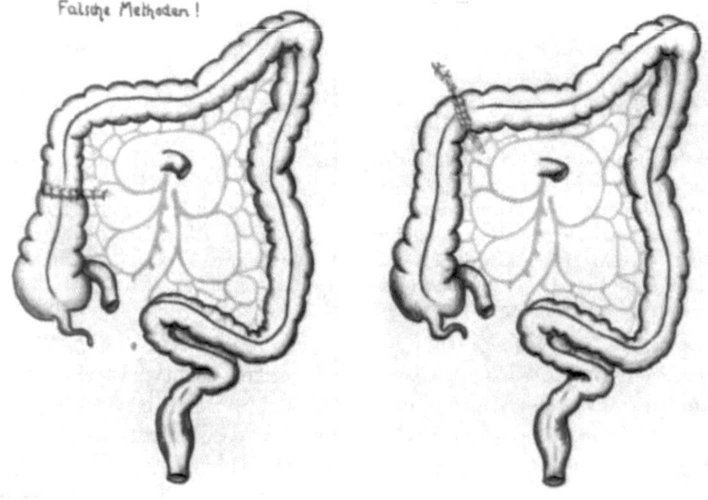

a   b

Abb. 11a und b. a Fehlerhafte kurze ringförmige Resektion am unbeweglichen Colon ascendens. b Fehlerhafte kurze Resektion an der Flexura hepatica.

---

[1] *Gosset:* J. de. Chir. **43**, 34 (1934). — Le cancer du colon droit. Paris: Masson & Co. 1933. — [2] *Lahey:* Surg. etc. **54**, 923 (1932). — Amer. J. Surg. **22**, 64 (1933).

mißfarbene Ödem im Raume hinter dem aufsteigenden Darm, und erinnere sich, wie leicht es durch eitrige Umwandlung zur schwersten fortschreitenden Gefahr werden kann!

Auf meinen schematischen Bildern kommt auch die exakte Wiederherstellungsnaht des hinteren Peritoneums deutlich zur Darstellung, auf deren Wichtigkeit hier besonders nachdrücklich verwiesen werden muß (Abb. 9b) (Toilette des Peritoneums). Die Chirurgie des gesamten Verdauungskanales ergibt dann die besten Erfolge, wenn sie mit einer totalen Verschließung der Bauchfellhöhle beendet wird. Wer nach der rechtsseitigen Colonresektion ein „Sicherheitsdrain" einlegen zu müssen glaubt, der lege es in das Retroperitoneum und führe es in der Lendengegend lateral vom Ureter nach hinten heraus; *bei korrekter Darmnaht ist eine Drainage der Bauchhöhle eher schädlich als nützlich. Noch gefährlicher und unnützer ist eine Tamponade, außer wenn ein Absceß die Erkrankung begleitet hatte.*

Wenn wir noch einmal einen Blick auf Abb. 9a werfen, so erkennen wir sofort die große Bedeutung einer exakten Kenntnis des Verlaufes der großen Hauptarterien des Dickdarmes. Wir kennen alle den „kritischen Punkt"; es ist die Stelle an der A. hämorrhoidalis sup., von der aus die Ernährung des Sigmadarmes gewährleistet wird. *Es gibt noch einen zweiten „kritischen Punkt"; es ist der Stamm der A. colica media.* Wer sie bei der in Abb. 9a dargestellten Operation vorzeitig verletzt, der gefährdet die Ernährung des Querdarmes in entscheidender Weise und muß ihn mindestens bis zur Mitte wegnehmen; in der genannten Abbildung ist sie geschont. Die gleiche Regel gilt für die Querdarmresektion und ebenso für die Operation am Magencarcinom, wenn dieses auf das Mesocolon transversum übergegriffen hatte.

Ich gehe jetzt noch kurz auf *die wichtigsten Komplikationen* ein, und nenne Ihnen 6 derartige Zustände, auf welche man in jedem einzelnen Colonabschnitt gefaßt sein muß, und auf die man bei der Prüfung der Operabilität und der Wahl der anzuwendenden Technik besonders achten muß.

Es sind die folgenden:

1. Stenose und Ileus. 2. Dehnungsgeschwüre und freie Perforation. 3. Entzündung und Abscesse. 4. Invaginationen. 5. Verwachsung mit anderen Organen. 6. Auftreten mehrerer Carcinome.

Die Ileuskomplikation zerfällt zeitlich in zwei Stadien, in das der mehr oder weniger erheblichen *Stenose* und *Rückstauung* — und in das des vollendeten *Darmverschlusses*, welch letzterer nach der Dauer seines Bestehens und nach seinem Höhensitz verschieden ernst zu bewerten ist. *Wenn wir aus Reichels Zusammenstellung entnehmen, daß nach großen Sammelstatistiken auch heute noch 36,8% der Fälle im vollendeten Ileus eingeliefert werden, so ergibt sich, wie schlecht es infolge der Undeutlichkeit*

der Frühsymptome um unsere Frühdiagnose und damit um die Frühopera-
tion bestellt ist; es ergibt sich weiter, wie wichtig die Beobachtung der

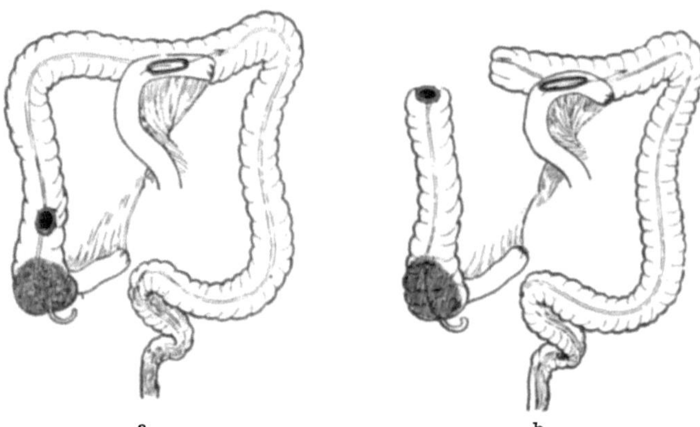

a   b

Abb. 12a und b. a Unilaterale Darmausschaltung mit Enterostomie am Ascendens. b Bila-
terale (totale) Ausschaltung am Coecum mit Enterostomie am distalen Ende (Abb. 12a und b
aus *Sauerbruch-Schmieden*, 6. Aufl., Bd. 3, S. 205.)

Frühsymptome und die Anwendung der Probelaparotomie ist; hieraus
geht ferner hervor, wie oft man wegen eines vorhandenen Darmverschlusses

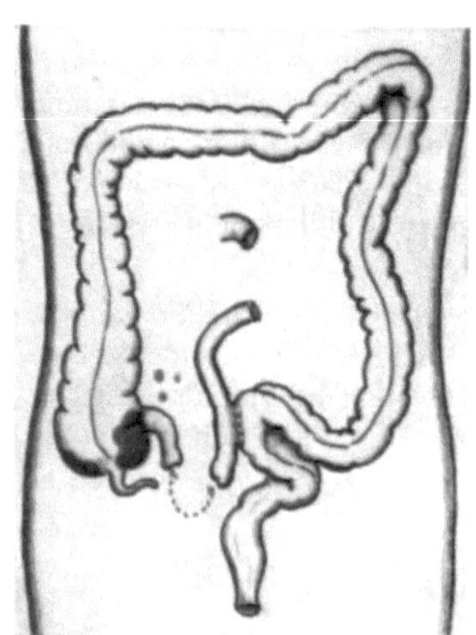

Abb. 13. (Diapositiv 13.) Ileosigmoideostomie.

auf eine einzeitige Radikaloperation verzichten muß. — Es wäre gewiß das Ideal, wenn man häufiger im allerersten Stadium operieren könnte, d. h. im Stadium der klinischen Latenz; das sind ganz seltene Glücksfälle, bei denen der Tumor durch einen Zufall beim Betasten des Leibes, oder gelegentlich eines Bauchschnittes entdeckt wird. Am Coecum wird der Ileus am häufigsten bei Sitz des Tumors an der Ileocoecalklappe entstehen. Er pflegt alsdann einen stürmischen Charakter zu haben im Vergleich zu den Fällen, mit tiefsitzender Dickdarmstenose. Die Inhaltsstauung betrifft dann allein den Dünndarm *(Dünndarmileus)*.

Auch bei beginnender Stenose ist am Coecum die einzeitige Radikaloperation erlaubt; handelt es sich doch hier um die Stauung flüssigen Inhalts, welcher die zur Ausführung gelangte Darmnaht leichter passieren kann. Ist gleichzeitig die Geschwulst wegen Verwachsungen nicht glatt resektionsfähig, so kommen im ersten Akt Ausschaltungen in Frage, denen man im zweiten Akt die Resektion folgen läßt (Abb. 12a und b).

In verzweifelten Fällen mit Lebermetastasen kommt zur Vermeidung
eines Ileus auch die Ileosigmoideostomie in Frage (Abb. 13).

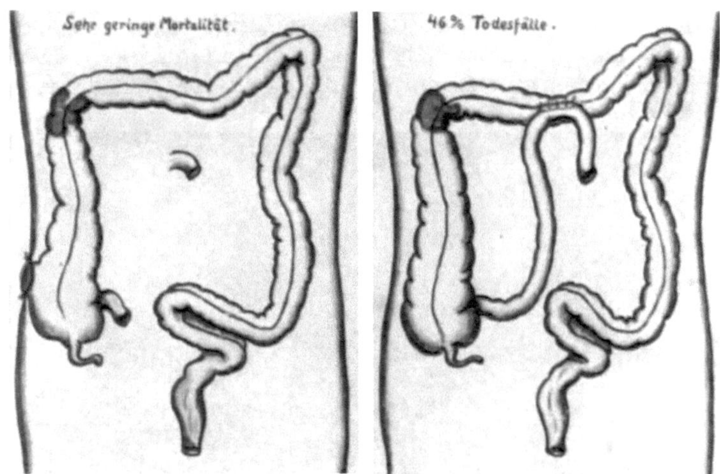

Abb. 14 a und b. a Die laterale Coecostomie im Ileus hat geringe Mortalität. b Die Ileotransversostomie im vollen Ileus ergibt 46 % Mortalität!

*Der vollendete oder gar der schwere
Ileus, verbunden mit sekundären Schädigungen des Kreislaufes und des All-
gemeinzustandes, zwingen zunächst
nur zur Anlegung eines Kunstafters
am Dünndarm. Hier ist auch die Enteroanastomose ein Kunstfehler, ebenso
wie die Vorlagerungsoperation.* Ab-
weichungen von dieser Regel gehen
auf Kosten der Mortalitätsziffer. Das
Gesagte zeigt Ihnen die Abb. 14 a
und b am Beispiel eines Tumors der
Flexura hepatica. Der Ileus ist als
eine Krankheit für sich aufzufassen,
und als solche vor jedem Eingriff
auf den Tumor selbst zunächst zu
beseitigen *(coprotoxische Situation)*.

Die inoperablen Geschwülste an
der Flexura hepatica sollen aber
durch *Coecotransversostomie* ausge-

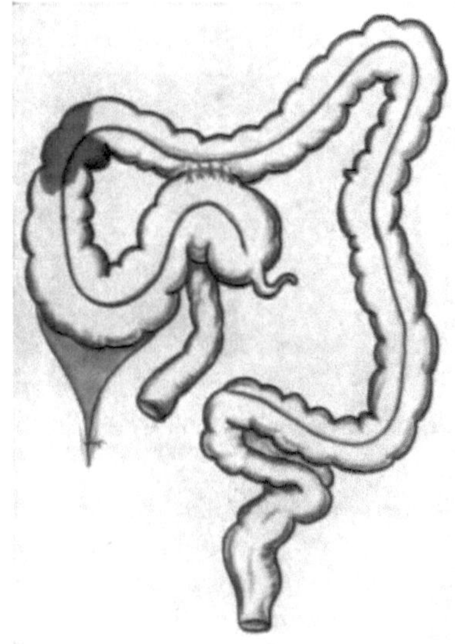

Abb. 15. Coecotransversostomie (s. Text).

schaltet werden (s. Abb. 15). Man muß daran denken, daß die Valvula
Bauhini absolut schlußfähig sein kann; dann würde bei dichtem Verschluß an dem Tumorsitz die große Gefahr der Gas- und Inhalts-

anhäufung vor der Geschwulst im Ascendens entstehen und ernste
Folgen heraufbeschwören.

Die zweizeitige Ileocoecalresektion — richtig angewandt — (I. Ileotransversostomie, II. Coecum-ascendensresektion) *ist eine vortreffliche
Methode* mit sehr zuverlässigen Endresultaten. Die näheren Umstände
entscheiden, ob man gleich beim ersten Eingriff den Dünndarm schon

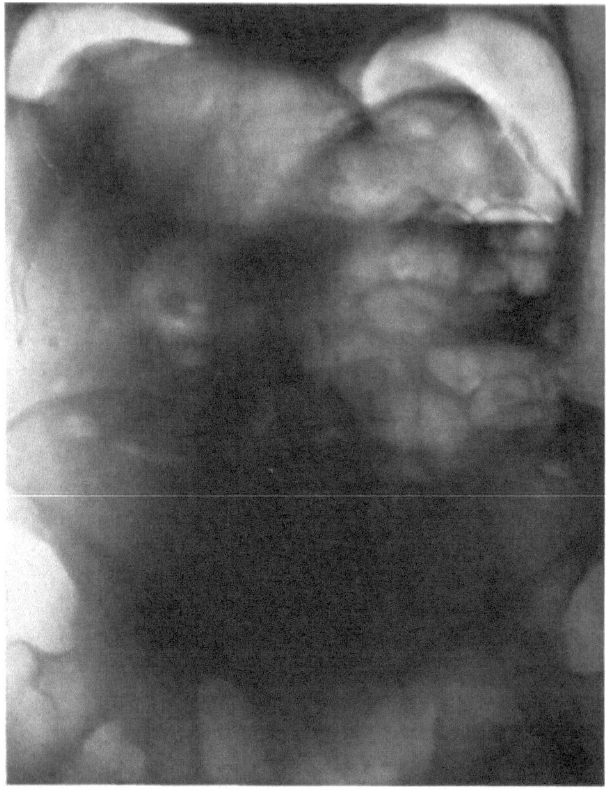

Abb. 16. „Gasbauch" infolge Spontanperforation des Ileusdarmes bei Colontumor
(Große subphrenische Gasansammlung bds.)

durchtrennen und damit das Konto der zweiten Operation bereits ent-
lasten kann. Wenn das zweizeitige Prinzip auch schon vor dem ersten
Eingriff beabsichtigt war, so legt man die erste Incision in die Mittel-
linie, die zweite in die rechte Pararectallinie.

*Dehnungsgeschwüre und Perforation derselben oder Perforation des
Tumors in die freie Bauchhöhle* stellen eine weitere wichtige Komplika-
tion dar. Diese genannten Zustände sind Auswirkungen der Überdehnung
durch Ileus; von *Kocher* rührt die Bezeichnung „*Dehnungsgeschwüre*"
her. Gleichviel bei welchem Höhensitz des Carcinoms — stets machen

sie sich im Coecum am meisten geltend *(Anschütz[1])*. Das Coecum ist nicht nur der weiteste, sondern auch der ausdehnungsfähigste Teil im ganzen Darmkanal. Es wird sofort zur Anlegung einer breiten Coecalfistel geschritten, wobei vor der Einnähung die überdehnte Coecalpartie mit starker Nadel oder Trokart punktiert wird und alsdann noch vor der Einnähung in die Bauchwunde ein dicker Schlauch in die Lichtung des Coecums eingenäht werden kann. In vorgeschrittenen Fällen — manchmal im Anschluß an ein Abführmittel oder an Kontrastfüllung bei geblähtem Ileusdarm — kann bereits die Perforation in die freie Bauchhöhle erfolgt sein, mit Peritonitis und sekundärem *„Gasbauch"* (Abb. 16), ein Zustand, der nicht immer vor der Operation mit Sicherheit gegenüber dem Ileus diagnostiziert wird, und der operativ fast gar keine Chancen mehr bietet, Peritonitis! (Coecumperforation bei Sitz der Stenose am Sigma). Auch bei der selteneren offenen Perforation an der tumorkranken Stelle selbst handelt es sich im allgemeinen um so geschwächte Kranke, daß die übliche Perforationsperitonitisbehandlung kaum noch einen Erfolg verspricht. (Infektion mit Dickdarminhalt!)

Entzündliche Begleitzustände des Dickdarmkrebses einschließlich der abgekapselten paracolitischen Absceßbildung sind recht häufig. Das Vorhandensein paracolitischer Abscesse bedingt Sonderentschließungen, die für jeden einzelnen Fall ganz verschieden sein müssen; sie pflegen durch entzündliche Verklebungen abgekapselt zu sein; sie können aber auch im

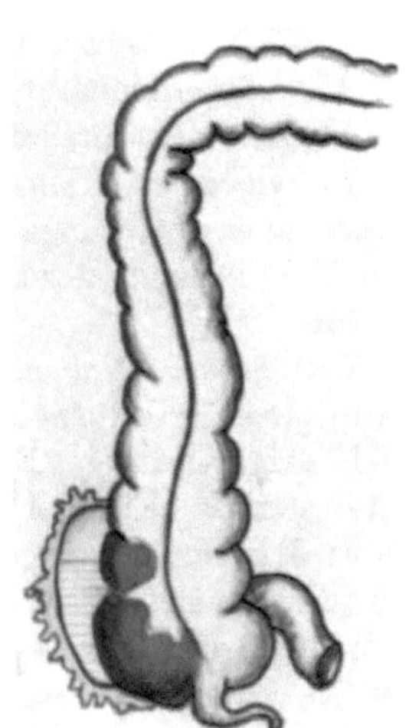

Abb. 17. Gasabsceß neben einem Coecumcarcinom, abgekapselt durch peritoneale Verklebungen; die Darmlichtung steht in Verbindung mit dem Absceß.

Retroperitoneum liegen. Ich hatte Gelegenheit, Dickdarmcarcinome mitsamt ihres Begleitabscesses auf einen Streich mit Erfolg zu resezieren, gelegentlich am Coecum (Abb. 17), gelegentlich am Quercolon. Dem kühnen Vorgehen läßt man die Einlegung eines *Mikulicz*-Tampons folgen. Ich sehe das aber durchaus als Ausnahme an! Die Regel lautet, beim Antreffen eines Abscesses den Eingriff abzubrechen und einstweilen die Wunde offen zu halten; ein solches Vorgehen ahmt die Operation der gedeckten Perforation bei der Appendicitis nach; man muß auf das Entstehen einer Kotfistel gefaßt sein; auch soll man der Stenose gedenken, die bei der Tumorkrankheit selten fehlt; also — der Absceß wird besser ausheilen, wenn die kranke Darmschlinge vorher durch einen Kunstafter ausgeschaltet werden konnte. Der sorgfältige Beobachter kann bei Fieber, Rötung, Schmerz und Hyperleukocytose, oder bei rasch

---

[1] *Anschütz:* Arch. klin. Chir. **68**, 413 (1902).

zunehmender Stenose den Absceß am Coecum vorher erkennen; dann wird er zuerst intraperitoneal eine ausschaltende Anastomose anlegen und dann von einem neuen seitlichen Schnitt aus den entzündlichen Konglomerattumor angehen. Man begegnet auch gashaltigen Abscessen (Verbindung mit der Darmlichtung).

Die Darmausschaltung (Abb. 12a und b) *ist die souveräne Methode zur Beseitigung aller begleitenden Entzündungsprozesse*; aber nicht nur die Umgebung des Darmes kann ergriffen sein, sondern auch der Darm selbst, und zwar in Gestalt phlegmonöser Prozesse der tumorkranken Darmwand in weiter Umgebung.

Alle diese regionären Entzündungen zwingen, wenn sie den Darm nach hinten zu fixiert haben, zum zweizeitigen Vorgehen.

Bei vielen mit Entzündung verbundenen Dickdarmprozessen ist die Diagnose des ursprünglich zugrunde liegenden Leidens zunächst unsicher. Die Verwachsungen verhindern ein Vordringen und ebenso die Probeexcision.

Die Invagination als Folge polypöser oder stenosierender Geschwülste ist in ihrer ileocoecalen Lokalisation durchaus häufig und wird meist erst nach der operativen Desinvagination ätiologisch richtig gedeutet; am häufigsten ist sie bei der malignen Tumorstenose der *Bauhin*schen Klappe. Es wird, wenn der allgemeine und örtliche Status es irgendwie gestattet, die radikale Resektion durchgeführt; sonst zunächst bei schlechtem Zustand die Ileotransversostomie und die spätere Entfernung, zur Beseitigung der Rezidivgefahr und gleichzeitig der malignen Ursache.

Das Ergriffensein benachbarter Bauchorgane durch die Tumorwucherung, eventuell mit Einbruch in ein benachbartes Hohlorgan schließt bei einem sonst günstigen Befund die radikale Resektion nicht aus. Am häufigsten liegen Anheftungen von Dünndarmschlingen vor, die abgelöst oder am besten ebenfalls reseziert werden können. Das Verhalten bei Mitbeteiligung des Magens wird beim Transversumtumor beschrieben. Die offenen Verbindungen mit Nachbardärmen, sog. „Spontananastomosen" legen den Verdacht nahe, daß die Geschwulst sarkomatöser Art ist. Am Sigma sind Durchbrüche in die Nachbarorgane sehr verdächtig auf Verwechslung mit der Diverticulitis. Maligne Colongeschwülste können auch in die vordere Bauchwand hineinwachsen, ein Zustand der ebenfalls nicht immer eine Radikalexstirpation absolut ausgeschlossen erscheinen läßt.

Bei allen vorgeschrittenen Tumoren sei an die vorbereitende Ausschaltung gedacht, an die in den obigen Bildern beschriebenen Methoden, oder an die Ausschaltung durch den Kunstafter. So gewinnt man Zeit, um den Allgemeinzustand zu behandeln.

Es soll an dieser Stelle einmal der Überlegung Raum gegeben werden, ob *die Hinauszögerung der Entfernung des Tumors*, wie sie bei allen mehrzeitigen Methoden eintritt, eine ernste Gefahr für das schnelle Fortwachsen der Geschwulst bedeutet. — Auf Grund zahlreicher Beobachtungen

halte ich diese Befürchtung für die überwiegende Zahl der Fälle für gegen-
standslos; sie kommt nur in Frage, wenn unliebsame Zwischenfälle die
Fortsetzung ungebührlich hinausschieben. Hier spielen kurze Wochen
keine Rolle; im Gegenteil; die zweite Operation wird leichter durch
Schwund der begleitenden Entzündungszone. Bei der Betrachtung
innerhalb der Bauchhöhle kann oft schon die Wahl des Zeitpunktes für
das weitere Vorgehen getroffen werden.

In meiner Zusammenstellung der 6 wichtigsten Komplikationen des
Colon-Carcinomes nannte ich als letzte *das Auftreten mehrerer Carcinome
im Colon.* Es sei an dieser Stelle nur auf die große Bedeutung dieses
ernsten Vorkommnisses hingewiesen zugleich mit der Betonung, wie
wichtig die vollständige Untersuchung des ganzen Colons von einem ausgiebigen Bauchdeckenschnitt aus ist. Infolge unserer heutigen Technik
der Röntgenuntersuchung wird manchmal die Diagnose mehrerer Tumoren
schon vor der Operation gestellt; in anderen Fällen wird der Befund
überraschend beim Absuchen des Colons geklärt; es kommt aber durchaus
nicht selten vor, daß ein zweiter oder dritter Tumor beim Eingriff über-
sehen wird, so daß der Ileus fortbesteht. Die ernsten Folgen eines solchen
Falles liegen auf der Hand. Ich komme auf diese Verhältnisse noch am
Ende der Arbeit im Zusammenhange mit der Differentialdiagnostik zurück
(s. die spätere Abb. 44).

Die Schloffersche dreizeitige Methode kommt an der rechten Colon
hälfte kaum je in Frage; aber auch die typische „*Vorlagerung*" ist nur
ganz selten zweckmäßig; sie läßt sich durch primäre Radikaloperation
oder innere Anastomose meist ersetzen. Ich erinnere mich persönlich
eines einzigen Falles, in welchem ich um den sonst notwendigen Dünn-
darmafter zu vermeiden, trotz eines beginnenden Ileuszustandes die
bewegliche Geschwulst an der Valvula Bauhini rasch vorlagern, nach
einigen Stunden abtragen, und später mit bestem Dauererfolg durch die
Methode der Spornquetsche verschließen konnte. Es handelte sich um
einen etwa 50jährigen Arzt, bei dem ich wenige Wochen vor dem beschriebenen Ileusereignis bereits mit bestem Erfolge ein stenosierendes Carcinom
des Colon descendens reseziert den Coecumtumor aber nicht gefunden
hatte — ein interessantes Beispiel für das multiple Auftreten primärer
Colontumoren. Der Betreffende ist jetzt seit etwa 8 Jahren geheilt und
als Arzt arbeitsfähig geblieben.

Andere Autoren benutzen die Vorlagerung gern und häufig; vor allen
Dingen *Moszkowicz.* — Ich selbst habe immer das Gefühl, die Resektion
könnte bei dieser Methode gegenüber den Drüsen im Mesenterium nicht
immer vollständig genug sein; aber die Anlegung der Spornquetsche
kann ich auch durchaus nicht für ganz gefahrlos halten; das ganze Verfahren ist gelegentlich langwierig und schmerzhaft. Ich ziehe übrigens
beim Verschluß eines jeden künstlichen Afters die intraperitonealen
Nahtmethoden im allgemeinen vor.

Die Tumoren am Colon ascendens und an der Flexura hepatica geben zu kleinen Teilresektionen keinen Anlaß. Schon in meinen Abb. 11a und b habe ich vor solchen unvollständigen Eingriffen warnen müssen. Die Kontinuitätsresektion am Ascendens ist bei bösartigem Leiden ein Kunstfehler, sowohl wegen der Unvollständigkeit des Eingriffes, wie auch wegen der Schwierigkeit einer zuverlässigen Naht (Gefahr der Retroperitonealphlegmone). Hier, wie an der Flexura dextra, ist die typische rechtsseitige Colonresektion (Abb. 9a und b) die Methode der Wahl. Bei Fällen, die mit starker Stauung oder mit Ileus kompliziert sind, schickt man die seitliche Entlastungsfistel am Coecum voraus, am besten in Gestalt der Coecumkuppenfistel, die man dann später gleichzeitig bei der zweiten Operation mit reseziert.

In nicht geringer Zahl trifft man Geschwülste der rechten Colonhälfte in inoperablem Zustande an, namentlich infolge von Metastasierung in der Leber. Alle solche rechtsseitigen Tumoren werden ohne viel Bedenken durch Ileotransversostomie ausgeschaltet, um dem Darmverschluß vorzubeugen; man soll aber nachsehen, ob nicht noch ein zweiter Tumor darmabwärts vorhanden ist, der zu einem anderen Ausweg zwingt.

II. Colon transversum (12%).

Diese Gruppe umfaßt nur die Geschwülste im beweglichen Mittelteil des Transversum; hier stehen wir wiederum vor einem Krankheitsbilde voller anatomischer Sonderbarkeiten. Man tut gut, im komplikationslosen Falle möglichst mit der zirkulären Primärnaht abzuschließen; das gelingt in dieser beweglichen Guirlande nicht selten recht gut infolge ihrer Länge und der Leichtigkeit, sie aus ihrer Umgebung auszulösen. Man trennt zunächst das hochgeschlagene Netz in dem in Frage kommenden Abschnitt vom Querdarm ab, siehe die spätere Abb. 23, und man kann dann nach Unterbindung des Mesocolon weitgehend resezieren und dennoch ohne Spannung nähen, ja sogar in Form der lateralen Apposition (Abb. 18, 19 und 20). Die Anwendung des Murphyknopfes am Colon dürfte allerseits verlassen sein; wir erblicken in seiner Anwendung nichts als eine gefährliche Spielerei. Wenn man die primäre Durchführung des Ganzen voraussehen kann, so empfiehlt sich der *Sprengel*sche quere obere Bauchdeckenschnitt; er gestattet, das ganze Terrain am übersichtlichsten freizulegen. Die von *v. Haberer* empfohlene häufige Anwendung der *Sicherheitsfistel* am Coecum ist neben der gewissenhaften Naht die beste Garantie für ein gutes Resultat, und verwandelt durch die bequeme Möglichkeit, die *Witzel*-Fistel einfach durch Herausziehen des Schlauches später zugehen lassen zu können, das Operationsverfahren in ein „einzeitiges". Konnte man vorher gründlich den Darm entleeren, und ist man sicher, keine darmaufwärts vorhandene, wesentliche Inhaltsstauung vorzufinden, so kann man ohne „Sicherheitsfistel" am Coecum auskommen. Dem Anfänger rate ich aber, dennoch reichlich davon

Gebrauch zu machen; freilich ist vor der Zuführung von Spülflüssigkeiten dringend auf Grund der Erfahrungen *v. Haberer*s zu warnen. — *v. Haberer* konnte sogar, gestützt auf diese Coecalfistel leichtere Fälle von beginnendem Ileus mit Primärnaht im Querdarm abschließen. Ich stehe auf dem Standpunkt, daß seine Methode im ganzen genommen einen wesentlichen Fortschritt gebracht hat; wurde sie auch schon vor ihm verwendet, so war doch ihre systematische Erprobung wertvoll, wenn auch ihre Anwendung im wirklichen Ileus wohl kaum dazu führen wird, der primären

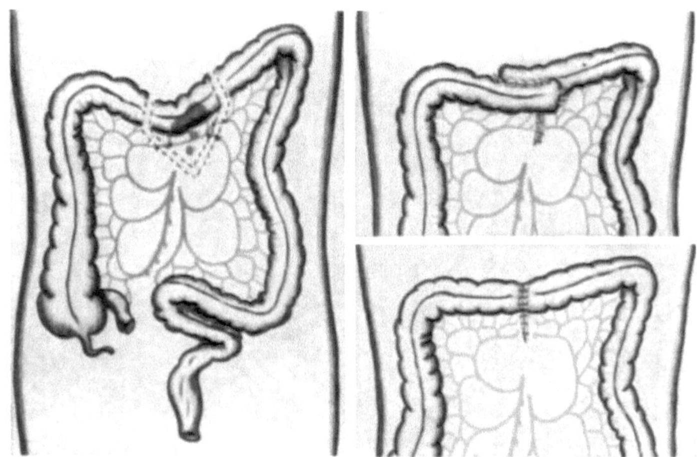

Abb. 18. Schema der Resektion in der Mitte des Transversum (I. Akt).
Abb. 19. Primärnaht durch seitliche Anastomose (II. Akt).
Abb. 20. Primärnaht durch zirkuläre Nahtvereinigung (II. Akt).

Darmresektion ein wesentlich größeres Anwendungsgebiet zu ermöglichen. Jedenfalls darf diese Empfehlung im Rahmen der Besprechung genormter Methoden keinen Platz haben. Desto wichtiger ist im Sinne des Autors ihre Bedeutung als „*Sicherheitskoeffizient*" für die gesamte Dickdarmchirurgie vom Transversum abwärts. Eine wichtige Voraussetzung ist, daß die Fistel sogleich bei der Hauptoperation angelegt wird, und nicht etwa erst, wenn man an der beginnenden Darmatonie und dem fehlenden Abgang von Stuhl und Winden an die kommende Gefahr erinnert wird. Immer muß man an den Begriff des „latenten Ileus" denken, eine schleichende Gefahr durch Kotintoxikation, die zwar noch nicht zu grobmanifesten Symptomen geführt, aber die Widerstandsfähigkeit des Patienten schon untergraben hat.

Wertvoll sind auch *v. Haberer*s *Experimente*, die zeigen, daß nach scheinbar zuverlässiger Colonresektionsnaht eine gefährliche peristaltische Ruhe mit Darmatonie folgen kann, für die eine einfache mechanische Erklärung nicht leicht zu finden ist, und die nach *v. Haberer* auf einen

Stillstand der Darmmuskulatur im Resektionsgebiet zurückzuführen ist. Hier beschreibt uns *v. Haberer*, indem er auf diese große Hauptgefahr hinweist, gewissermaßen ein neues Krankheitsbild. *Solche Kranke können an Ileus ohne Stenose und ohne Peritonitis und ohne Nahtinsuffizienz zugrunde gehen.* Solchen Zuständen soll im Sinne des Autors durch die präliminare Coecumfistel vorgebeugt und die Kranken gerettet werden, noch ehe die manifeste Gefahr vorliegt.

Vielleicht interessiert es in diesem Zusammenhang, daß ich selbst in ileusfreien Fällen niemals am Dickdarm mit Doyenschen elastischen Darmklemmen operiere, sondern die Darmschlingen an langen Fäden emporziehen

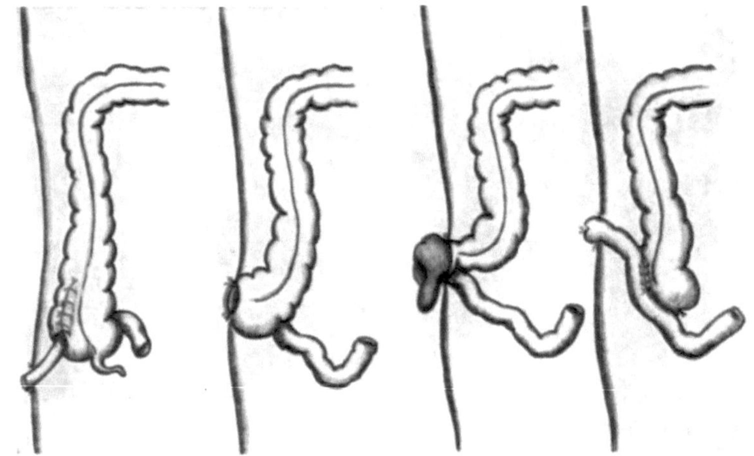

Abb. 21a—d. Die vier Möglichkeiten der Entlastung durch Eröffnung am Coecum: a *Witzel*-Fistel, b Coecumkuppenfistel, c laterale Coecostomie mit folgendem Prolaps, d *Enderlen—v. Haberer* Technik.

lasse und dadurch nahezu vollständig kotfrei und fast blutfrei arbeiten kann. Das gilt natürlich nicht für den Ileusdarm. Wer sich das gleiche Vorgehen zum Prinzip macht, der wird weniger sekundäre Schädigungen der Darmwand sehen, auch weniger Atonie nach der Operation.

Einige Autoren lehnen die beschriebene „Sicherheitsfistel" mit der Begründung ab, daß sie als Schrägfistel nach *Witzel* nicht genüge; für diese Operateure füge ich in einer Reihe schematischer Bilder die operativen Möglichkeiten an, welche die Wirkung als Sicherheitsfistel vervollständigen können. Folgende Methoden kommen in Betracht (Abb. 21a, b, c und d):

a) Die *Witzel*sche Schrägfistel,

b) die Coecumkuppenfistel,

c) die laterale Coecostomie, die meist bald zu dem „gewollten" Coecalprolaps führt, und dann einen vollständigen Anus praeter darstellt,

d) die von *Enderlen* und *v. Haberer* beschriebene Methode.

Unter Abb. 21d ist folgendes zu verstehen: Nach einer Coecalresektion mit Enteroanastomose wird der Dünndarm mit seinem überragenden Ende geschlossen in die Bauchwunde eingenäht, um im Notfall eröffnet zu werden; dann kann ein Rohr eingebunden und vorübergehend zur Entlastung benutzt werden; später kann das überragende Ende extraperitoneal geschlossen und die Colonpassage freigegeben werden (Abb.21 d). *v. Haberer*s Methode ist in den beiden Bildern Abb. 22a und b noch einmal eindeutig dargestellt (*Witzel*-Fistel am Coecum).

Immer muß man sich klar vor Augen halten, daß keine Form der Entlastung am Coecum ein Herabtreten von Teilen des Darminhalts nach

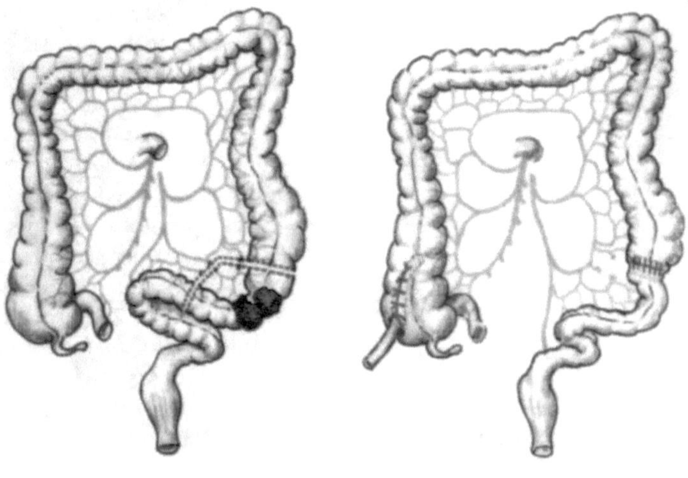

Abb. 22a und b. *v. Haberer*s Originalmethode dargestellt am Sigmatumor.

abwärts total ausschließt, mit Ausnahme der Coecostomie mit Prolaps. Ich kenne Fälle, in denen trotz des Sicherheitsventils eine energische abwärts gerichtete Peristaltik vorzeitig die Naht am Descendens oder Sigma überbelastete und sprengte, und zum Absceß und Aufbruch führte. Demnach ist die von *v. Haberer* so sorgfältig erprobte Entlastungsfistel-Methode ein gutes, empfehlenswertes aber nicht völlig zuverlässiges Mittel. Die *Witzel*-Fistel behält den Vorzug der einfachen Verschließbarkeit. Es wird darauf aufmerksam gemacht, daß man sie nicht unnütz lange bestehen lassen soll, etwa 9—10 Tage, je nach Eintritt der normalen Verdauung.

Wie immer bildet großer Fettreichtum des Mesenteriums, der Darmanhänge und des großen Netzes eine Belastung der Technik; hier muß man *die normale Anatomie der Aufhängebänder* genau im Auge haben, wenn es gilt, den Querdarm im Operationsgebiet vom großen Netz zu

befreien und das Mesocolon zwischen Kettenligaturen zu durchtrennen.
Bei dieser „Skeletierung" des Colons soll man die mesenterialen Lymphknoten mitnehmen, muß aber sorgfältig die Art. colica media schonen,
soweit sie die Stümpfe des Darmes zu ernähren hat.

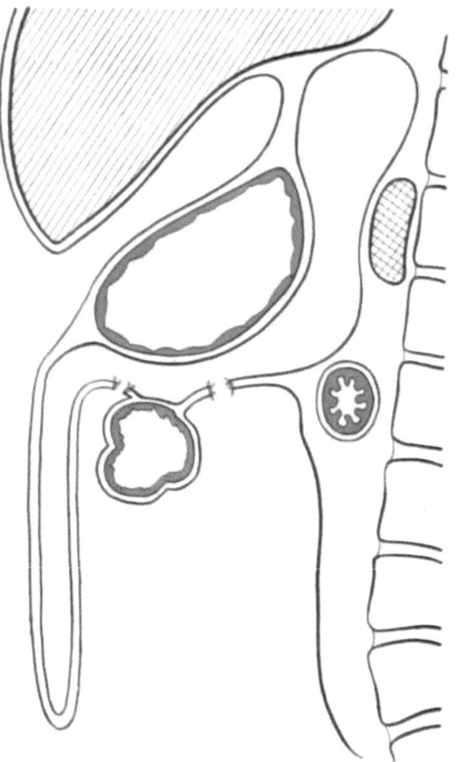

Abb. 23. Sagittalschnitt durch die Organe des Ober-
bauches (schematisch) Abtrennungslinien des Netzes
vom Colon und des Mesocolon vom Colon zum Beginn
der Resektion.

Ich lasse hier in Abb. 23 *die schematische Darstellung des Sagittalschnittes* folgen und bezeichne dabei die besten Trennungslinien durch das Netz und das Mesocolon transversum. Grundsätzlich geschieht diese Abtrennung des Netzes, nachdem man es soweit als möglich nach aufwärts geschlagen und dadurch den Querdarm freigelegt hat. Seine Abtrennung eröffnet breit die Bursa omentalis und eröffnet den Zugang für das Pankreas.

Wenn man das Netz in der auf Abb. 23 bezeichneten Linie vom Quercolon ablöst, so sind nur wenige unbedeutende Unterbindungen erforderlich; das Netz bleibt bei dieser Form der Durchtrennung vollkommen ernährt und kann erhalten werden. Dies ist wegen seiner wichtigen Funktionen sehr erwünscht. *Nordmann* nennt in diesem Zusammenhang *das Netz das „Hauptschutzorgan" des menschlichen Körpers* und erinnert auch an die mit seiner unvorsichtigen Wegnahme verbundenen Gefahren, an das Auftreten von Magenatonie und an die retrograde Embolie aus dem Netz in den Magen, die *v. Eiselsberg* zuerst beschrieb. Das Netz ist auch das wichtigste Schutzorgan in der Dickdarmchirurgie; man pflanzt es nach Möglichkeit auf die Darmnähte auf, oder fixiert es in ihrer Nähe; besonders auch bei Anastomosen und Blindverschlüssen. Da es seine arterielle Ernährung aus der Art. gastroepiploica dextra und sinistra erhält, so soll man ihm diesen Gefäßzusammenhang nach Möglichkeit belassen. Das gilt für Fälle, in denen es wegen Mitbeteiligung am Krankheitsprozeß teilweise mitentfernt werden muß. Hier soll man so haushälterisch wie möglich mit dem wertvollen Material umgehen; wo freilich schon Metastasen im Netz vorhanden sind, da pflegt auch noch weitere Fernmetastasierung meist verbunden mit Ascites, vorhanden zu sein. Wir kommen hierauf beim Übergang des Ca. transversi auf den Magen noch zu sprechen.

Die Tumorvorlagerung nach *v. Mikulicz* findet am Querdarm ein günstiges Anwendungsgebiet und ist in meiner Abb. 24 bildlich zur Darstellung gebracht mit gleichzeitiger Vorlagerung des zugehörigen Meso-colon. Der Eingriff beginnt mit der weitgehenden Befreiung vom anhängenden Netz nach den obenbeschriebenen Grundsätzen. Bei Fällen, die im Ileus eingeliefert waren, war vorher grundsätzlich die Coecostomie voraufgeschickt. Meine Abb. 24 zeigt, wie in Vorbereitung für die spätere Verschließung mit der Spornquetsche die verbleibenden Dickdarmschenkel in Parallellagerung aneinander genäht sind.

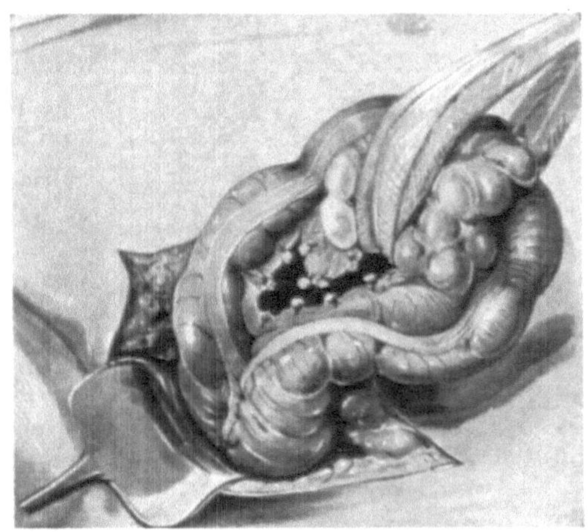

Abb. 24. Vorlagerungsmethode am Carcinom des Colon transversum nach *v. Mikulicz.* (Abb. aus *Sauerbruch-Schmieden,* 6. Aufl., Bd. 3, S. 224.)

Neben der Vorlagerungsmethode darf auch die dreizeitige *Schloffer*sche Methode als sehr zuverlässige, wenn auch als die langwierigste bezeichnet werden. Wer im Ileus mit der Coecostomie begonnen, und in zweiter Sitzung den Tumor reseziert und den Darm zirkulär genäht hat, der kann von der Coecalfistel aus in aller Ruhe die Durchgängigkeit seiner Naht ausprobieren und dann das Coecum in Lokalanästhesie schließen. Wir besitzen in diesen mehrzeitigen Methoden genormte zuverlässige Heilmittel für alle schwieriger liegenden Fälle.

Ich wiederhole, daß die den Flexuren angehörigen oder ihnen nahegelegenen Tumoren einer ganz anderen Technik unterliegen und daß diese demnach bei der Gruppe I und III besprochen werden; aber es wäre noch eine genauere Vorschrift für Fälle zu geben, in denen der operative Defekt der Querdarmmitte eine spannungslose Naht nicht gestattet. *Das Mittel zur operativen Entspannung ist in der Mobilisierung einer oder der beiden oberen Umbiegungen des Darmes zu erblicken,* wobei aber die Schonung der Art. colica media und ihrer Äste Pflicht ist (Abb. 25).

Immer wieder ist daran zu erinnern, daß die Blutversorgung am Colon ganz und gar nicht so zuverlässig ist, wie am Dünndarm, und daß besonders der schöne große Anastomosenbogen, der das Quercolon ernährt, zur Unvorsichtigkeit verführt. Gerade das Gebiet des Querdarms zwingt den Operateur zur sorgfältigen Beachtung der anatomischen Verhältnisse. Da aber der Fettreichtum des Mesenteriums und des Netzes oft den Verlauf der Gefäße verdeckt, so soll man sich an Ort und Stelle von der ausreichenden Blutversorgung durch Betrachtung der Pulsation und Beobachtung des Blutens an den Nahtstümpfen überzeugen, ehe man zur zirkulären Naht schreitet. Die gefährdete Stelle der Naht liegt an der contramesenterialen Seite des Darmes.

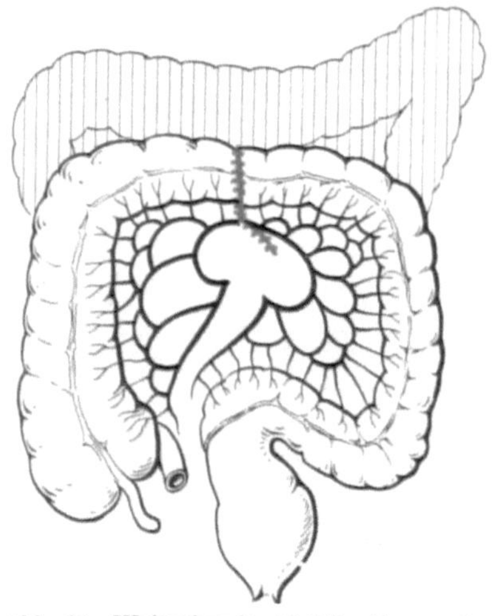

Abb. 25. Weitgehende Mobilisationen der beiden Colonflexuren zur Ermöglichung von spannungslosen Nahtverbindungen am gekürzten Colon transversum.

So leicht und erfolgreich im ersten Anblick die Heilungsaussichten am Transversum erscheinen, so mehren sich doch heut besonders aus dem Auslande die Berichte, welche angeben, daß das Quercolon-Ca mit relativ großer Mortalität und mit großer Rezidivhäufigkeit belastet ist. Also Vorsicht und Sorgfalt!

Das Carcinom im Querdarm reicht oft per continuitatem auf die Nachbarorgane über und *ergreift* das große Netz, die vordere Bauchwand und *ganz besonders oft die große Kurvatur und die Rückwand des Magens.* Hier kann auch ein Durchbruch in die Lichtung des Magens mit ihren klassischen Symptomen erfolgen, ebenso wie das im Übrigen seltene Ca der großen Magenkurve die gleiche Verbindung mit dem Quercolon eingehen kann. Hier stößt der Operateur nicht selten auf inoperable Verhältnisse. Im Zweifelsfalle soll er erst nach jeder Richtung die Resektionsfähigkeit prüfen, ehe er mit der Skeletierung der Geschwulst beginnt; die erforderlichen Eingriffe sind groß und verantwortungsvoll. Wenn bei genauester Abtastung der Nachbarschaft und der Leber keine technischen Bedenken entgegenstehen, so läßt sich auch dieser Zustand noch operativ heilen mit Rücksicht auf die quälenden Symptome und die drohende Inanition. Hier handelt es sich meist um schnell gewachsene medulläre Krebse, die aber bei ihrer anfänglich geringen Neigung zu infiltrativem Wachstum gute gesunde Resektionsgrenzen aufzufinden gestatten und deshalb durchaus nicht aussichtslos sind.

Meine zwei Abb. 26 a und b zeigen diese Resektionsgrenzen im schematischen Bilde auf.

Da am Querdarm Invaginationen kaum vorkommen, und da die entzündlichen und die eitrigen Begleiterscheinungen die gleiche Rücksicht verlangen, wie am übrigen Darm, so wären damit die klassischen Komplikationen am Transversum sogleich mitbesprochen. Aber es sei noch einmal darauf hingewiesen, daß man vor dem Beginn der eigentlichen Resektion sehr sorgfältig auf alle diese Komplikationen achten und sie genau feststellen soll, sonst sitzt man plötzlich bei der Radikaloperation fest; hier habe ich besonders auch die Beziehungen des Tumors zum Pankreas im Auge. Das Eindringen der Geschwulst in dieses Organ schließt die Resektionsfähigkeit aus; der Operateur darf jedenfalls nicht erst im Laufe der Resektion plötzlich vor unüberwindlichen Schwierigkeiten stehen. Im Notfall bleibt immer noch der Ausweg, die ganze rechtsseitige Colonresektion mit Einschluß des Transversum durchzuführen und das freie Dünndarmende mit der Sigmaschlinge oder dem Descendens zu anastomosieren. Diese Konsequenz ist oft und oft auch mit Erfolg gezogen worden.

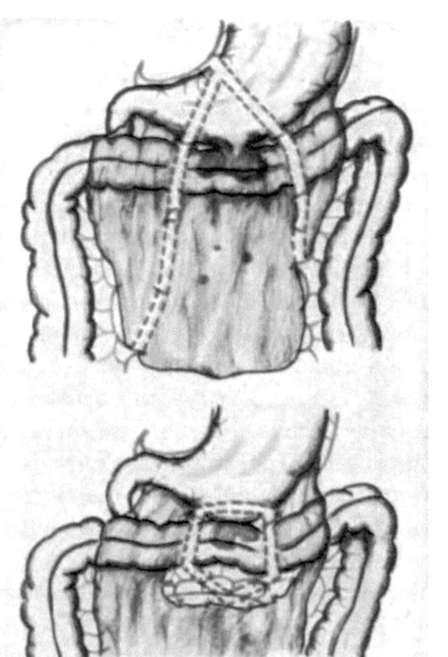

Abb. 26 a und b. a Große Resektion eines offen in den Magen durchgebrochenen Colon transversum-Tumors. Quere Resektion des Magens und Colons einschließlich des größten Teils des miterkrankten Netzes. b Resektion eines am Magen festgewachsenen Colon-Ca unter Mitnahme eines kleinen Anteils des Magens und nach teilweiser Abtrennung des Netzes vom Magen und Querdarm.

III. Flexura lienalis, Colon descendens. 22%.

Die Krebsansiedlungen in diesem Gebiet sind erfreulicherweise relativ etwas seltener, im ganzen 22%; dafür sind die Schwierigkeiten in jedem einzelnen Fall um so größer. Es handelt sich um eine besonders unliebenswürdige Form und Lokalisation des Leidens. Wenn wir bisher für Abschnitt I und II die Parole ausgaben, möglichst auf die Primärresektion bedacht zu sein, so schränkt sich diese Regel und diese Möglichkeit an der Flexura coli lienalis ganz wesentlich ein. Freilich ist die ehemals aufgestellte schematische Regel: Rechterseits einzeitig, — linkerseits mehrzeitig zu resezieren —, durchaus nicht mehr richtig. Beide grundsätzlich verschiedenen Methoden finden je nach der gegebenen Situation rechts und links ihre Anwendung. An der Milzflexur beginnt der Inhalt zur fest-weichen und schließlich zur gebundenen und weiter abwärts zur geballten Form überzugehen und das macht allein schon jeden Eingriff verant-wortlicher. Dazu kommt, daß es sich im Abschnitt III *durchweg um fixierte Abschnitte* handelt, *die sich größtenteils hinter dem Rippenbogen der linken Seite verbergen*; bei allgemeiner Enteroptose und bei mageren Kranken tut man sich leichter als bei Korpulenten. Der höchste Punkt der Milz-flexur liegt der Zwerchfellkuppel nahe und wenn eine dort angesiedelte Geschwulst in maligner oder entzündlicher Form in Beziehungen zur Nachbarschaft tritt, dann ist unter Umständen der Milzhilus und die Milz selbst, der Pankreasschwanz, die Nierengefäße, das Lig. phrenico-colicum und phrenicolienale und der Magen, und ferner die Gefäße seiner großen Kurvatur alsbald mitbeteiligt, ja sogar das Zwerchfell selbst. Wer in solchen Fällen nach genauer Abtastung bei großer Eröffnung der Bauch-höhle die Resektionsfähigkeit beurteilen will, der muß wissen, daß im Interesse radikalen Vorgehens gelegentlich die Milz als intraperitoneales Organ mitgeopfert wurde, und daß auch in anderen Fällen die retroperi-toneal gelegene Niere nicht erhalten werden konnte. Das alles steht demjenigen bevor, der ohne vorherige genaue Prüfung eine Radikal-operation beim Flexurcarcinom beginnt, und der dann plötzlich nicht weiter kann, nachdem er die Flexurschenkel schon weitgehend ab-gelöst oder gar ihre Mesenterialgefäße bereits unterbunden hat, ganz zu schweigen von der Möglichkeit, daß sich ein paracolitischer Absceß oder gar die Lichtung des Colons selbst im Carcinomgebiet eröffnet haben kann.

Hier trifft man gar zu oft nicht mehr resezierbare Verhältnisse an, zu-mal sich die Geschwulst lange der Diagnose zu entziehen pflegt, und man muß sich mit Ausschaltungsoperationen von vorübergehendem Nutzen behelfen. Die hier vorliegenden Möglichkeiten sind in den folgen-den Abb. 29a und b und Abb. 30a und b dargestellt.

Man begnügt sich mit der Transversosigmoideostomie im endgültig inoperablen Falle. Hält man eine spätere Beseitigung doch noch für mög-lich, so ist es ratsam, den Dickdarm kurz vor dem Tumor vor der Flexura lienalis zu durchtrennen und das abführende Ende blind zu verschließen, das zuführende pflanzt man End-zu-Seit in die Kuppe der Sigmaschlinge ein, dann hat man später freie Hand.

Die geschilderten Umstände machen es verständlich, daß die in Abb. 27a und b gezeigte Kontinuitätsresektion und -naht ein eigentlich kaum jemals erreichbares Ideal bleiben wird, insbesondere dann niemals, wenn es sich um Fälle von beginnendem oder gar vollendetem Darm-verschluß handelt. Es wird auf Grund dieser Feststellung besser sein, die Abb. 27a und b als die Darstellung eines Kunstfehlers zu betrachten, analog der obigen Abb. 11b an der Flexura hepatica.

Die Flexura lienalis stellt denjenigen Colonabschnitt dar, an welchem
bei jeder Radikaloperation die schwierige, hoch unter dem Rippenbogen
durchzuführende Mobilisation der hochfixierten Darmschlinge voraufgeschickt werden muß; wenn das auch unter normalen Verhältnissen
unschwer gelingt, trotzdem an dieser scharfen Knickungsstelle eigentlich
immer mancherlei Nachbarschaftsadhäsionen anzutreffen sind, so wird
es unter dem Einfluß ernsterer krankhafter Zustände sehr bald schwierig
oder gar zur Unmöglichkeit, besonders bei Fettreichtum.

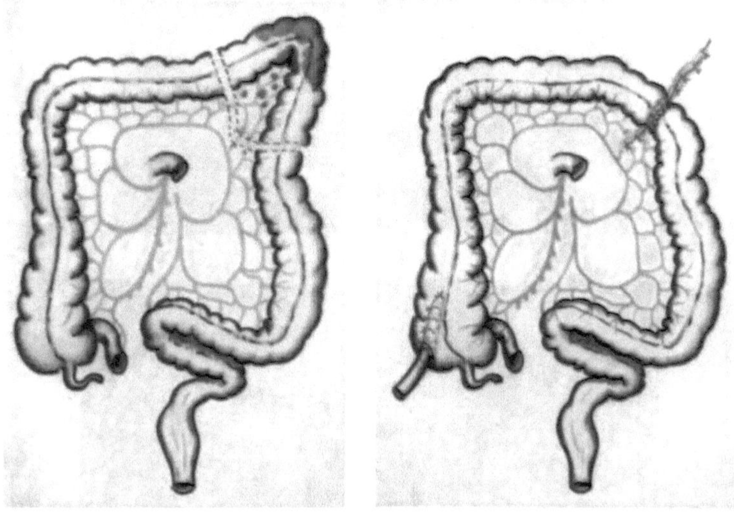

Abb. 27a und b. a Kontinuitätsresektion eines Colon-Ca an der Flexura lienalis unter Mitnahme seines Mesenteriums (I. Akt). b (II. Akt). Zirkuläre Naht, eine in der Praxis kaum
jemals durchführbare Methode, die nahezu für jeden Fall als *Kunstfehler* zu betrachten ist.

Wenn an der Flexura hepatica, die sehr viel tiefer steht, als die Lienalflexur, eine exakte Peritonealtoilette möglich ist, so muß man darauf
linkerseits oft verzichten, und dann ist es besser, dem sanguinolent-
lymphatischen Sekretstrom, der hinterher folgt, für einige Tage durch ein
Drainrohr Abfluß zu gewähren, um einer Retroperitonealphlegmone vorzubeugen.

Wir befinden uns hier im Ernährungsgebiet der Art. colica media und
sinistra.

Für die Ausführungen der Operationen dieses Gebietes habe ich mir
einen *Kettenhaken* konstruiert, der mir die Eingriffe am linken Zwerchfell,
an der -Kardia, an der oberen Magenhälfte, an der Milz, und besonders
an der Flexura lienalis coli sehr erleichtert und außerdem einen Assistenten
spart, welcher bei dem hier notwendigen kontinuierlichen scharfen Zug
an einem freihändigen Haken schnell ermüden würde (Abb. 28a und b).

Das geschilderte technische Hilfsmittel erspart mir die *Marwedel*sche Aufklappung des Rippenbogens und ähnliche Hilfsmethoden, die ich seitdem als völlig überflüssig empfinde, um so mehr, als alle Trennungen

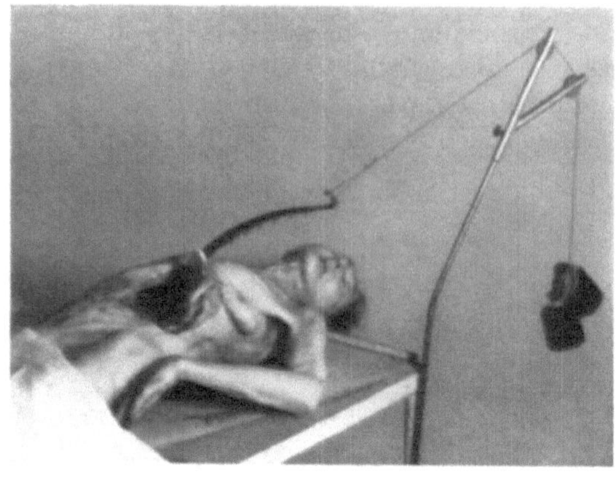

a

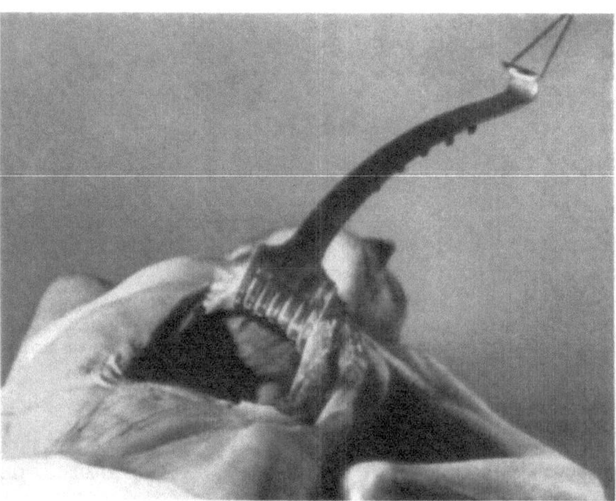

b

Abb. 28a und b. a Ein nach oben und außen den Rippenbogen anhebender Kettenhaken, nach Angaben des *Verfassers*, welcher die linke obere Bauchregion der Untersuchung und allen chirurgischen Eingriffen zugänglich macht. b Man sieht, wie der Kettenhaken die beschriebene Region zugänglich macht, und auf diese Weise auch alle Eingriffe an der Kardia, der Milz und am Zwerchfell sehr erleichtert.

am Rippenbogen in der Nachbehandlung recht nachteilige Atmungsstörungen hinterlassen. Ich halte sie für absolut überholt. Als Weichteilschnitt empfehle ich einen Winkelschnitt vom Proc. ensiformis bis zum Nabel und von diesem quer nach links äquatorial tief in die schräge Bauchmuskulatur hinein. Das beschriebene Instrument leistet bei Tumoren an der Flexura lienalis glänzende Dienste. Ich habe seit der Einführung dieses „Rippenhebers" auch die Zwerchfellhernie wieder transabdominal operiert.

Wir erinnern uns, daß ein vorgeschrittenes Carcinom des Coecums Anlaß ist zur Resektion der ganzen rechten Colonhälfte. Diese Operation ist die „typische Methode" geworden. *Genau das Entsprechende gilt für den Flexura-lienalis-Krebs und den des Descendens.* Die beste Lösung ist *die Resektion der ganzen linksseitigen Colonhälfte*, ein Verfahren, das zugleich

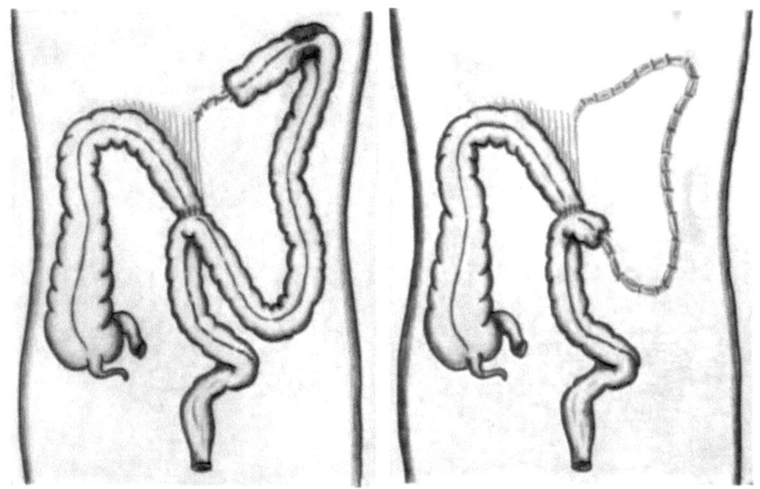

a   b

Abb. 29a und b. a Resektion der Flexura lienalis (I. Akt). b Resektion der Flexura lienalis (II. Akt).

die radikale Berücksichtigung des Drüsengebietes in der Mesenterialwurzel gestattet; die Wegnahme beginnt am beweglichen linksseitigen Ende des Transversum und reicht bis in die bewegliche Sigmoidflexur hinein.

Wiederum ergibt sich hier die Aufgabe, das Retroperitoneallager mit glatter hinterer Peritonealbedeckung am Ende der Operation zu versorgen (Abb. 29a und b). Das soll man nach Möglichkeit anstreben und nur im Notfall das große Netz als Flickmaterial heranziehen. Aus meiner Schilderung geht hervor, daß die linksseitige Totalresektion doch ein sehr viel größerer und schwierigerer Eingriff ist, als die rechtsseitige. Deshalb ist es berechtigt, im ileusfreien Fall zunächst nur die Ausschaltung im Sinne der Abb. 29a auszuführen, vielleicht auch noch die Wegnahme der kranken Flexura lienalis und das Weitere einem zweiten Eingriff vorzubehalten (s. Abb. 29b oder 30b).

Bei Anwendung dieser beschriebenen mehrzeitigen Methoden hebe ich als besonderen Vorteil hervor, daß hierbei das Anus-praeter-Stadium völlig vermieden wird. In dieser Hinsicht übertreffen sie die alte Vorlagerungsmethode ganz erheblich; ich ziehe sie daher bei weitem vor, und ich bezeichne sie als die genormten Methoden für diesen Abschnitt.

Ich habe an dieser Stelle einige schematische Bilder gegeben, welche besser als viel Text die grundsätzlichen Operationsziele erkennen lassen. Am Colon descendens muß man, wie am ascendens, die nahen Beziehungen zum Retroperitoneum berücksichtigen, auf die die Krebswucherung übergreifen kann, mitsamt ihrer entzündlichen Begleiterscheinungen. Hier soll sich der Anfänger unter keinen Umständen, auch nicht bei einem

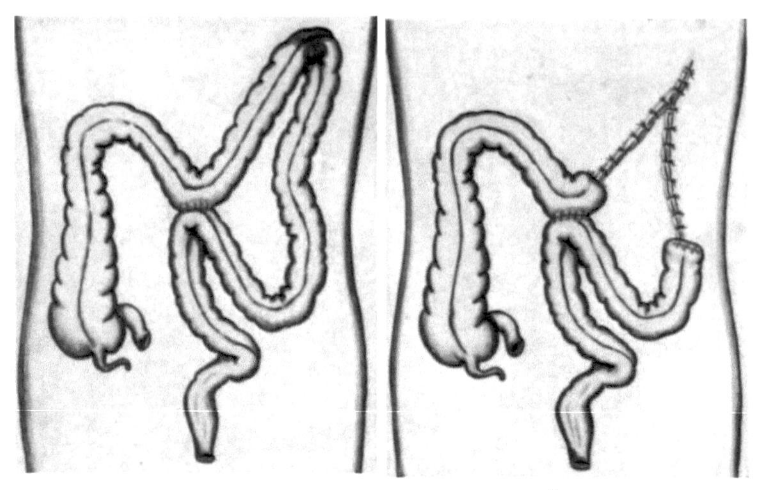

a   b

Abb. 30a und b. a Transversosigmoideostomie als Vorbereitung (I. Akt). b Resektion der Flexura lienalis (II. Akt).

kleinen ringförmigen Scirrhus, zu einer knappen Kontinuitätsresektion verleiten lassen, auch wenn er vorher mobilisiert hat; er bleibt stets unradikal, er erlebt eine Retroperitonealphlegmone oder eine Stenose und Nahtinsuffizienz bei erstem Stuhlgang, auch nach vorheriger Coecalfistel, oder nach vorherigem Anus praeter coli transversi, wenn er den ersten Stuhlgang durch das Resektionsgebiet hindurchgehen läßt. — Ich pflege diese unvollständigen Eingriffe als „*Serviettenringresektionen*" zu bezeichnen und halte sie für völlig unzulässig.

Eine solche *Teilresektion muß als direkter Kunstfehler abgelehnt werden.* Wir müssen auch hier die grundsätzliche Überlegenheit der Totalresektion der ganzen entsprechenden Colonhälfte anerkennen.

Bei den Primärresektionen an den Geschwülsten der Gruppe III ist die Anwendung der Coecumfistel im Sinne von *Haberer*s dringend anzuraten; hier ist die Dringlichkeit besonders groß, weil hier bereits eingedickter Inhalt durch die frische Nahtstelle durchpassieren soll.

Ich schalte hier ganz kurz einen Hinweis auf *die Nachbehandlung aller Dickdarmnahtoperationen* ein und berühre damit ein wichtiges Problem; an der rechten Colonhälfte macht es uns im allgemeinen sehr viel weniger Kopfzerbrechen, als links. Uns alle, die wir vorher schon vorsichtig frühzeitig nach jeder Colonnaht abgeführt haben, ehe es noch zur Kotstauung oder Eindickung kam, hat *Pendl*[1] die Lösung der Frage gebracht mit seiner *grundsätzlichen Verordnung kleiner Ricinusgaben,* die sobald als möglich nach der Dickdarmoperation gegeben werden. Seine spezielle Verordnung lautet: am Morgen nach dem Operationstage $1^1/_2$ Eßlöffel, dann jeden Morgen $^1/_2$ Eßlöffel bis zum 11. Tage bei jeder Dickdarmnaht, eine Vorschrift, die bei der Ileocoecalresektion weniger dringlich aber auch empfehlenswert ist. Sehr bekannt ist auch die gründliche *Dehnung des Schließmuskels* im Anschluß an die Operation am linksseitigen Colon, besonders am Sigma und Colon pelvinum. *Pendl* hat das hier im allgemeinen Gebrauch befindliche Darmrohr durch eine Glasspule ersetzt, die man in den After einknöpft und bis zur Regulierung der Verdauung liegen läßt.

Auch bei der Vorbehandlung der Operation am linksseitigen Colon ist sehr viel mehr Sorgfalt nötig, als an der rechten Colonseite. Bei flüssiger Nahrung soll man mehrere Tage unter Abführmitteln und Spülungen entleeren, wofür das *Sudabad* gute Dienste leistet. Die Entleerung des Darmes muß eine absolute sein und wenn sich bei der Operation noch wesentliche Inhaltsmassen vorfinden, besonders verhärtete Ballen oberhalb der Geschwulst, dann ist eine Durchführung des einzeitigen Verfahrens unter allen Umständen zu unterlassen. Man kann sich dann weder auf das *Pendl*sche Verfahren noch auf nachträgliche Spülungen verlassen. Wir sind zur mehrzeitigen Operation und zunächst zur Anlegung eines Kunstafters gezwungen.

Auf Grund aller dieser Überlegungen und Erfahrungen scheue ich mich nicht, mit starker Betonung gerade für die Tumoren der Gruppe III das dreizeitige Verfahren Schloffers in den Vordergrund zu stellen, auch wenn die Kranken nicht im vollen Ileus eingeliefert werden und wende es auch gern bei den durchaus nicht seltenen Geschwülsten an, die dem oberen Fußpunkt der Sigmaschlinge, also dem Ende des fixierten Descendens angehören. Hier läßt sich der Anfänger gern im Verlaß auf seine Kunst zur Zirkulärnaht verleiten, und die Reue kommt dann oft zu spät. Man verschließe, wenn die Primärnaht dennoch anwendbar erscheint, lieber nach der in Abb. 4 wiedergegebenen Methode das obere Ende im Descendensgebiet und lege die gut heraufziehbare Sigmaschlinge seitlich zur Anastomose an (s. die spätere Abb. 32).

Ich möchte an dieser Stelle auf Grund des Schrifttums und meiner Erfahrungen einige ganz allgemein vergleichende Worte hinzufügen über die Brauchbarkeit der Lateralanastomose im Dickdarmgebiet. *v. Haberer*

---

[1] *Pendl:* Zbl. Chir. **1920, 403.**

hat festgestellt, daß schon die zirkulär ausgeführte und glatt geheilte Ringnaht am Colon für kurze Zeit ein Ort verminderter Peristaltikleistung ist. Dasselbe hat in vermehrtem Maße für die laterale Anastomose zu gelten, obgleich ihre Lichtung beliebig weit angelegt werden kann. Für die hier zurückbleibende zeitweise Störung der Funktion ist die Tatsache verantwortlich, daß an beiden Darmenden die Ringmuskulatur im ganzen Gebiet der Anastomose durchtrennt werden muß. *Reichel* sagt in sehr bezeichnender Weise, daß die Darmwand dann mehr eine „wogende" nicht aber eine „förderliche" Peristaltik leistet. Diese Abschnitte müssen gewissermaßen erst umlernen. Ja man darf sagen: je größer die Anastomose, umso größer auch die vorübergehende funktionelle Lahmlegung. Diese Feststellungen scheinen die Brauchbarkeit der Seit-zu-Seit-Vereinigung wesentlich herabzusetzen, sie zwingen jedenfalls zur frühzeitigen Anwendung der *Pendl*schen Nachbehandlung mit kleinen Ricinusgaben.

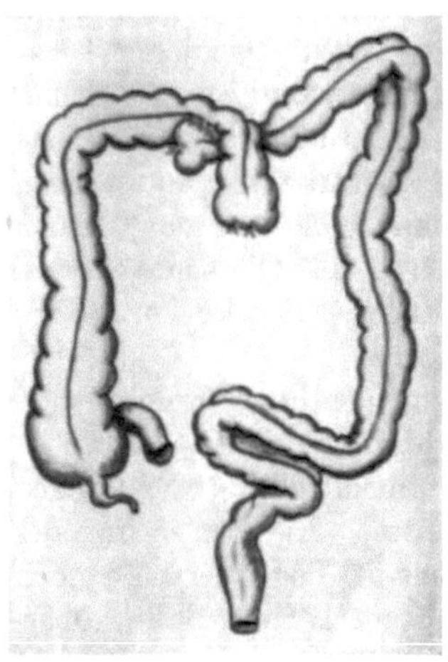

Abb. 31. Bei der Lateralanastomose am Colon soll man alle überragenden Zipfel vermeiden, sie sind kurz zu gestalten und am Darm zu fixieren; die größte Gefahr entsteht durch ihre Inhaltsüberfüllung; sie kann zu Torsion an der Anastomose und dadurch zum Ileus führen.

Viele von den geschilderten Bedenken fallen bei der Ringnaht fort, und es wäre schön, wenn sie sich recht oft ohne Bedenken ausführen ließe. Diese Bedenken aber bestehen bei Ungleichheit der Lumina, was sich freilich manchmal durch schräge Trennungslinie ausgleichen läßt, bei Fettreichtum der Außenseite, bei fehlendem oder mangelhaften Serosaüberzug und bei mancherlei anderen Dingen, so daß sich immer wieder die Seit-zu-Seit Vereinigung in den bequem sich darbietenden Tänien von selbst empfiehlt. Zu dieser Ansicht kommt auch *Finsterer* um so mehr, als er ein Meister der weitgehenden Mobilisation der beiden Darmschenkel ist.

Aber ein gewichtiges Bedenken muß bei der Lateralanastomose erwähnt werden: *Liegen nicht Gefahren in den überragenden Zipfeln des Colons* bei der Enteroanastomose ? — Wir wissen, daß diese Bedenken am Dünndarm keine Rolle spielen. Am Dickdarm besteht die Gefahr der Torsion und Darmknickung, sobald sich die überflüssigen Zipfel mit stagnierendem Inhalt füllen; bei der Seit-zu-Seit-Vereinigung an fixierten Teilen, spielt diese Gefahr eine geringere Rolle; um so ernster ist sie z. B. beim freischwebenden Colon transversum (Abb. 31).

Hier gilt es, die Zipfel so kurz wie möglich zu machen, und sie dicht an die zu- und abführende Darmschlinge anzunähen, damit sie sich weder nach innen einstülpen noch mit Inhalt füllen können. In der geschilderten

Situation liegt auch die Ursache für Spätabscesse, Spätperforation und Fistelbildung am blinden Verschlußende der Säcke. Und noch eines! Man soll niemals vergessen, die Mesenterialschlitze gut zu verschließen durch breites Aufeinanderheften der sich bei der Seitenanlagerung überkreuzender Mesenterialblätter! — Es war am Platze, hier die Seit-zu-Seit-Anastomose gründlich zu erörtern; bleibt sie uns doch trotz allem ein unentbehrliches technisches Mittel.

Eine Zeitlang wurde *die Tumorvorlagerungsmethode* an der Flexura lienalis besonders bevorzugt, und in den Lehrbüchern als bestes Beispiel abgebildet. Ich schätze sie auch an den Tumoren der Gruppe III nicht sehr hoch; speziell an der Lienalflexur steht dem Verfahren der linke Rippenbogen doch sehr hinderlich im Wege; es ist mißlich und umständlich, ursprünglich fixierte Abschnitte so weit zu mobilisieren, um sie genügend weit vorlagern zu können.

Will man nun zwischen der zweizeitigen Methode *(v. Mikulicz)* und der dreizeitigen *(Schloffer)* ganz allgemein einen Vergleich ziehen, so muß ich sagen, daß jede ihr gesondertes Anwendungsgebiet hat. Die dreizeitige Methode paßt mit Ausnahme am Coecum überall da, wo die einzeitige nicht durchführbar ist. Sie gestattet die sauberste und vorsichtigste Arbeit. Die zweizeitige im Sinne der Vorlagerung ist für mich eine Verlegenheitsmethode für Fälle, bei denen die erwartete Durchführbarkeit der einzeitigen bei der Operation keine Bestätigung fand, z. B. weil der Darm nicht völlig leer war. So etwa formuliere ich meinen Standpunkt zu dieser Frage und komme auf diese Art seltener zur Vorlagerungsmethode. Diese letztere zum Hauptprinzip zu machen, wie es z. B. *Moszkowicz*[1] tut, liegt mir weniger, da ich das Verfahren nicht immer für radikal genug halten kann, sowohl am Darm wie auch gegenüber den mesentrialen Lymphknoten. Ich teile also die Ansicht *Finsterer*s, aber es muß anerkannt werden, daß man jedem Operateur seine Gewohnheiten zubilligen muß, und daß ein jeder bei der Methode bleibe, die er auf Grund besonderer eigener Erfahrung am besten kennt.

Sehr oft entschließt man sich erst bei offener Bauchhöhle zu einer der zur Verfügung stehenden Methoden. Beim Ileus kann man keineswegs immer vorher den Tumorsitz vorausbestimmen. Wenn das möglich wäre, so würde man gern den Kunstafter dicht oberhalb des Carcinoms etablieren; wenn die Wahl frei ist, wird man gern die dicht oberhalb des Tumors vorhandene bewegliche Schlinge wählen, um zwischen Kunstafter und Tumor keine Stuhlanhäufung mehr entstehen zu lassen (s. später Abb. 42).

Für die Fernresultate nach Operationen der Gruppe III ist die Tatsache wichtig, daß es hier verhältnismäßig wenig mesenteriale Lymphknoten gibt und daß daher eine frühzeitige regionäre Metastasierung selten ist.

---

[1] *Moszkowicz:* Arch. klin. Chir. **116**, 260 (1921).—Wien. klin. Wschr. **1935** I, 444. — Wien. med. Wschr. **1936** I, 372.

Für die Ausschaltung inoperabler Fälle steht uns die vortreffliche *Transversosigmoideostomie* zur Verfügung; diese muß aber ganz ohne Spannung zwischen beiden Darmschenkeln ausgeführt werden.

Im Laufe der Ausführungen wurden die typischen Komplikationen bereits besprochen; der begleitende Ileus, die große Neigung zu entzündlichen Erscheinungen der Nachbarschaft, die Mitbeteiligung der Umgebung; eine Perforation in die freie Bauchhöhle ist hier ziemlich selten, eher schon eine gedeckte Perforation die zu einem subphrenischen Absceß führen kann.

IV. Colon sigmoideum und pelvinum. 32%.

Dieser Darmabschnitt ist mit einer sehr hohen Ziffer an der Statistik beteiligt; er bietet am meisten diagnostisches Interesse und die interessantesten Operationsprobleme, allein schon wegen seiner Häufigkeit und wegen der Vielgestaltigkeit des Leidens. Seiner Blutversorgung nach gehört dieses Gebiet zu den unteren Ästen der Art. colica sin., zuletzt zur Art. hämorrhoidalis sup.; Lage und Länge und Fettreichtum der Sigmaschlinge bieten die weitgehendsten Variationen dar, so daß man oft bei der Operation vor Überraschungen steht, wenn man den Leib eröffnet hat; erst im letzten Augenblick kann daher der Operationsplan aufgestellt werden. Vielfach spielen, besonders bei Frauen, vorhergegangene Erkrankungen der Kleinbeckenorgane in das Krankheitsbild hinein, so daß alle Mittel zur vorherigen Klärung aufgeboten werden müssen, besonders die Röntgenuntersuchung, die Rektoskopie und die Probeexcision.

Entscheidend für die Technik der Operation ist die Länge des Mesocolon sigmoideum. Diese läßt sich schnell verbessern, indem man gleich zu Anfang die häufigen Adhäsionsstränge durchschneidet, die die Sigmaschlinge in der linken Beckenschaufel festhalten, am besten indem man an der Außenseite parallel zum Darm außer den narbigen Strängen auch die Peritonealumschlagsfalte trennt; dann kann man stumpf vordringen und den befreiten Darm anheben und kann *den Ureter freilegen und schonen,* der sich vielfach beim Vorziehen der Sigmaschlinge mit anhebt.

Nahezu die Hälfte aller Fälle geht uns mit vorgeschrittenem vollendetem Ileus zu; bei Kranken, die das mittlere Lebensalter überschritten haben, besonders bei Männern, darf man daher zu allererst an das Sigmacarcinom als Ursache denken, auch gerade dann, wenn außer den Zeichen der mechanischen Stenose zunächst noch keine anderen Carcinomzeichen vorliegen; der medulläre oder ulcerative Tumor macht sich mit Blut- und Schleimabgang bemerkbar, wie beim Mastdarmtumor. Im Sigmaabschnitt überwiegt aber die scirrhöse Form, die wie eine rein narbige Enge nur mit den mechanischen Zeichen der Stenose in die Erscheinung tritt. Eine technisch genaue Röntgenuntersuchung durch Einlauf klärt vor der Operation über den Sitz des Tumors auf und unterrichtet uns schon

vorher über die Lage und Länge der Sigmaschlinge; aber auch die Passage-
untersuchung durch Füllung von oben soll bei ileusfreien Fällen niemals
verabsäumt werden. Die Abtastung des Leibes gestattet oft, den Tumor
genau zu fühlen, aber man soll sich nicht durch negativen Befund oder
durch Aufhäufung von eingedickten Scybala oberhalb der Stenose täu-
schen lassen. Meine Abb. 32a und b leitet vom descendens zum eigentlichen Sigmatumor über, und stellt die Resektion eines Carcinoms am
Ende des Colon descendens dar. Der entstehende Defekt wird durch
Heraufziehen der Sigmaschlinge ausgeglichen. Ich weise aber besonders

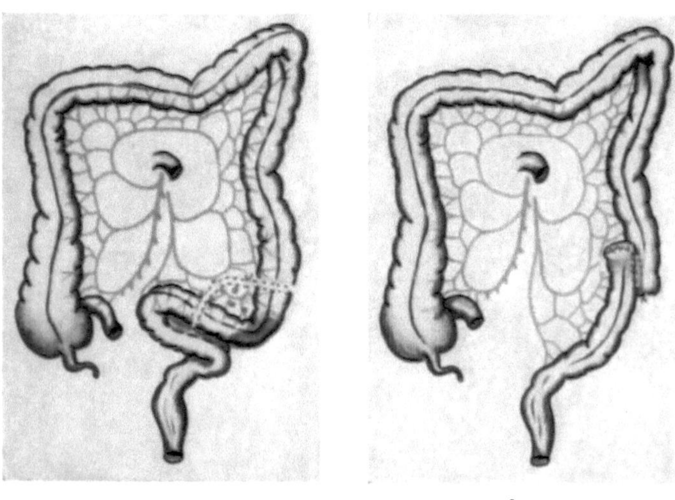

Abb. 32a und b. a Der Tumor am Endpunkt des Descendens wird reseziert (I. Akt).
b Die Wiedervereinigung geschieht mit Heraufziehen der Sigmaschlinge durch laterale
Anastomose (II. Akt).

darauf hin, daß der Verschluß durch Lateralanastomose und nicht etwa
durch den gefährlichen Versuch einer zirkulären Naht in diesem fixierten
Abschnitt des Dickdarmes erreicht werden muß.

Die Abb. 33 zeigt uns, wie man an der Sigmaschlinge und am Colon
pelvinum *4 verschiedene Ansiedlungsplätze* unterscheiden kann, wobei
Überzeugungsformen vorkommen:

a) Sitz am oberen Fußpunkt der Sigmaschlinge.
b) In ihrem beweglichen Mittelteil.
c) Am unteren Fußpunkt.
d) Im eigentlichen Colon pelvinum.

Die letztere Gruppe d bringt die ungünstigsten technischen Möglichkeiten;
die Gruppen a, c und d zeigen zunächst nur geringe Vorziehbarkeit; nur
der bewegliche Mittelteil (b) ist normalerweise mit genügend langem
Mesenterium ausgestattet.

Es empfiehlt sich, vor Beginn des Bauchschnittes den Kranken in halbe Beckenhochlagerung zu bringen. Die obenerwähnte vorherige Röntgenaufnahme dient oft auch als Wegweiser bei der Führung des Schnittes. Im Vordergrund steht nach meiner Ansicht der linksseitige Pararectalschnitt, der ausgiebig genug sein muß, um den Tumor und das ganze Becken, aber auch die Leber abtasten zu können; nach unten führt man ihn am besten so weit, daß man die Art. epigastrica inf. mit ihren Begleitvenen unterbinden, bzw. resezieren kann, ehe aus

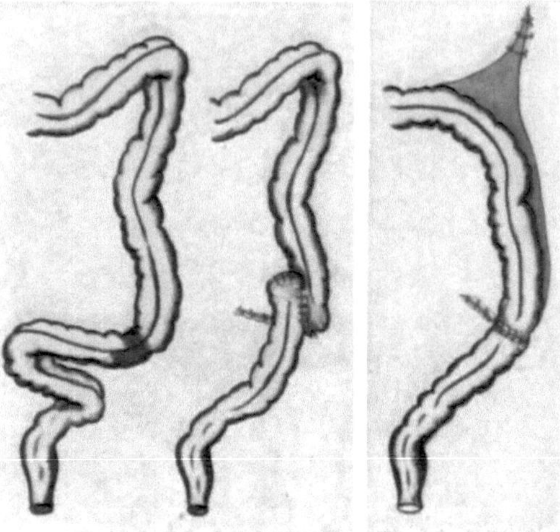

<table>
<tr><td>Abb. 33. Darstellung der vier ty-
pischen Ansiedlungsformen des Tu-
mors im Gebiete des Kleinbecken-
darmes.</td><td>a   b   c
Abb. 34a—c. Tumor am oberen Fußpunkt der Sigma-
schlinge. a I. Akt. b II. Akt. c Ist eine am fixierten
Teil trotz Mobilisation der Flexura lienalis nicht
erlaubte Zirkulärnaht! (Kunstfehler!)</td></tr>
</table>

einzelnen Ästen Blutungen stattfinden. Jetzt kann man das Ganze in Gruppe IV zusammengefaßte Gebiet überschauen und kann den eigentlichen Operationsplan aufstellen. Es bleibt auch die Möglichkeit, den Bauchschnitt unten in querer Richtung beliebig weit durch die Musc. recti hindurch über den Unterbauch zu verlängern; vorher muß die Harnblase völlig entleert sein. Vermutet man die Geschwulst im eigentlichen Colon pelvinum, so bevorzuge man den medianen Bauchschnitt unterhalb des Nabels, der ausgiebig genug sein muß; die Anwendung des Rahmenspeculums erleichtert bestens die Arbeit. Wenn nach Abtastung der Leber die Geschwulst resektionsfähig erscheint, so soll man möglichst auf die primäre Entfernung und Naht abzielen.

Ich habe für die einzelnen Abschnitte in Abb. 34, 35 und 36 die hierfür zur Verfügung stehenden Methoden schematisch angegeben. Sie gelten sowohl für die Operation im ileusfreien Zustand, wenn der Darm völlig entleert werden konnte, wie auch für diejenigen, die im Ileus eingeliefert, aber durch Anus praeter am Coecum oder Transversum gründlich vorbereitet werden konnten.

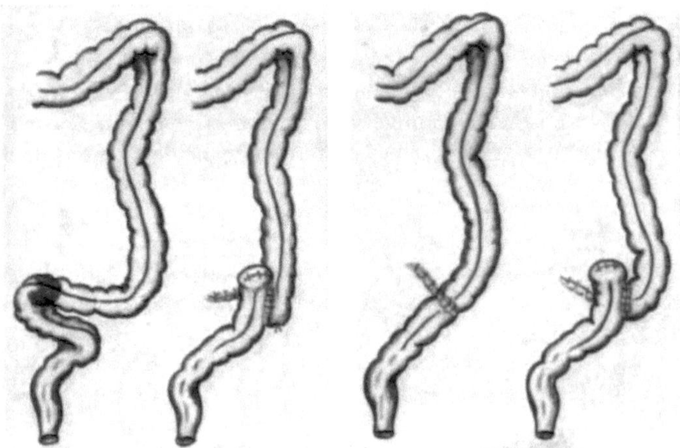

Abb. 35a—d. Tumor am beweglichen Mittelteil der Sigmaschlinge. Alle dargestellten Methoden der Vereinigungsnaht sind zulässig.

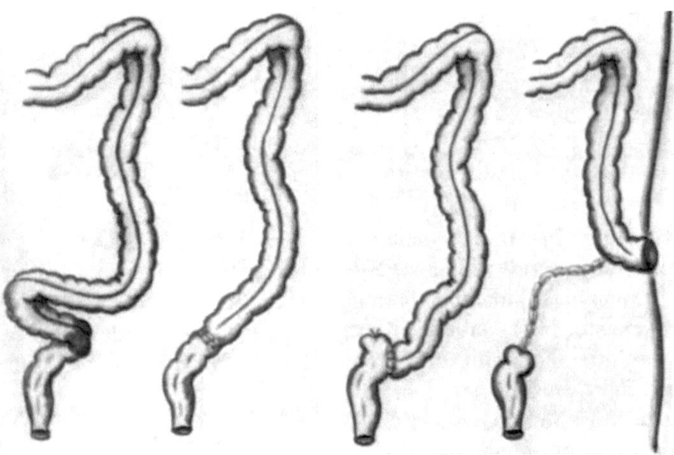

Abb. 36a—d. a, b und c Tumor am unteren Fußpunkt der Sigmaschlinge und die Wiedervereinigungsnaht. d zeigt den Abschluß mit endständigem Anus praeter unter Verzicht auf Wiedervereinigung.

Die einzelnen Methoden ergeben sich aus den Bildertexten der Gruppen. Bei bester Vorbereitung kann die Operation einzeitig beendet werden; nur wird der Operateur von Fall zu Fall zu entscheiden haben, ob er die coecale Sicherheitsfistel hinzufügen will, oder nicht; eine grundsätzliche Vorschrift ist hier nicht zu geben; sicher ist sicher!

Bei der besprochenen primären Resektion darf niemals im Interesse der Durchführung des Programms die Tumorresektion zu sparsam ausgeführt werden. *Westhues* machte besonders darauf aufmerksam, daß nach aufwärts vom Tumor, dort wo die Lymphbahnen die Keime des Krebses nach oben tragen, nicht zu wenig fortfallen darf.

Welche Methoden aber stehen uns zur Verfügung, um die Wiedervereinigung in Fällen zu ermöglichen, in denen das Material zu knapp wird, besonders wenn die Sigmaschlinge von vornherein sehr kurz war? Dann kann nur zum Schluß die örtliche Mobilisation beider Enden doch noch

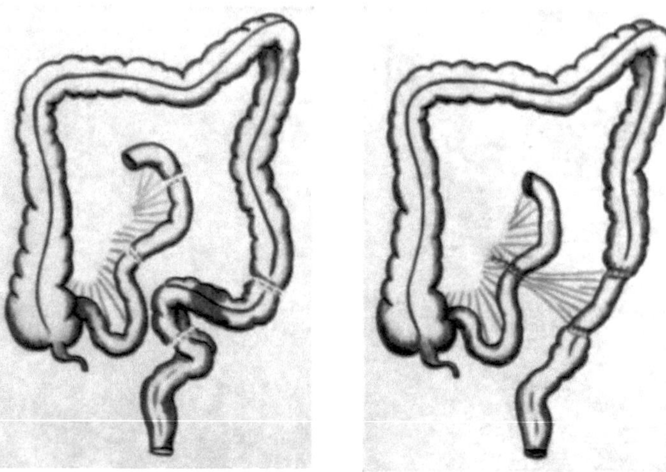

Abb. 37 a und b. a Ersatz des Defektes im Sigmadarm durch Einpflanzung einer Dünndarmschlinge (I. Akt). b Ersatz des Defektes im Sigmadarm durch Einpflanzung einer Dünndarmschlinge (II. Akt).

zur Naht ohne Spannung verhelfen; bei großem Defekt aber kann nur die ganz weitgehende Ablösung der Flexura lienalis mit Drehung des linken Colons im Sinne des Uhrzeigers helfen. Dieser Kunst hat sich *Finsterer* meisterhaft bedient; hiermit können ganz große Defekte überbrückt und die Herstellung des natürlichen Darmweges bis zum After herab erreicht werden (s. Abb. 25 und 34 c).

Eine weitere Möglichkeit stellt Abb. 37 a und b dar; sie besteht in der Zwischenpflanzung einer aus dem benachbarten Dünndarm unter Erhaltung ihres Mesenteriums ausgelösten Schlinge; die Wiederherstellung der Dünndarmkontinuität erfolgt sofort. Es muß bei der Einpflanzung auf die isoperistaltische Anordnung des Dünndarmes geachtet werden. Dieses Vorgehen ist gelegentlich mit Erfolg angewendet worden, darf aber wohl keine allgemeine Gültigkeit in Anspruch nehmen.

Es leuchtet ein, daß die beschriebenen Methoden zwar wirksam, aber auch sehr eingreifend sind, besonders die große Mobilisation des linken Colon — daß sie die Operation sehr verlängern und zum Teil sehr große

Bauchschnitte voraussetzen; deshalb pflegt ein großer Teil der Operateure die Operation mit einem endständigen einläufigen Anus iliacus
abzuschließen, und auf die Wiederherstellung des natürlichen Darmweges zu verzichten. Diesem Vorgehen schließe ich mich bei geschwächten
Kranken an; und besonders da, wo die Geschwulst tief im kleinen Becken
liegt und wo die Vorbedingungen einer zuverlässigen Naht nicht gegeben
sind (großer Fettreichtum, unvollständige Vorbereitung). Gewiß ist das
Opfer ein großes, aber die Erhaltung des Lebens steht oben an. Es
kommt darauf an, in wieweit der Operateur seiner Technik vertrauen
kann. *Stich* und *Kirschner*[1] berichten gelegentlich einer Rundfrage über

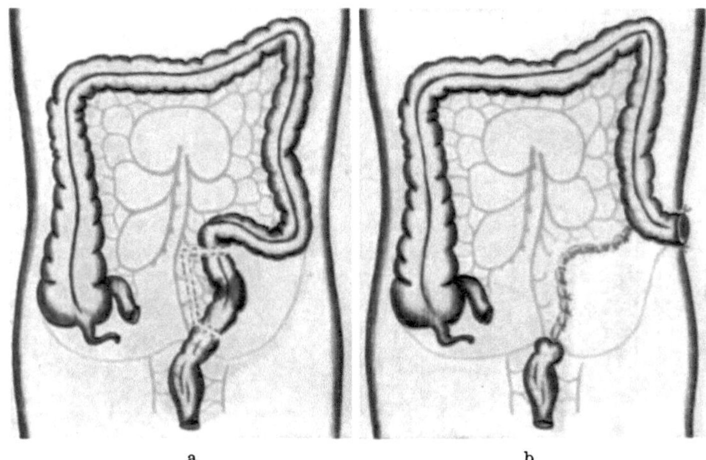

a   b

Abb. 38a und b. a Ausrottung des ganzen Kleinbeckendarmes mit einläufigem definitivem
Kunstafter (I. Akt und II. Akt).

die von Ihnen geübte Technik, daß sie im gegebenen Fall ebenfalls An-
hänger des Verfahrens sind. Demjenigen Operateur, der hier bewußt auf
das Idealziel der Heilung verzichtet, bieten sich folgende Vorteile: Er
beendigt die Operation leicht in einem einzigen Operationsgang — die
Operationsdauer ist relativ kurz — es ist nur ein relativ kleiner Bauchschnitt erforderlich. — Der Eingriff bietet die denkbar geringste Gefahr der Wundinfektion — er schließt nach tiefer Einstülpung des End-
darmes mit glatter Peritonealisierung des kleinen Beckens ab — es
besteht keine Gefahr der Nahtinsuffizienz — sie benötigt die kürzeste
Nachbehandlung — die Operation ist kaum mit Mortalität belastet. —
die Gefahr eines Rezidivs ist ganz gering, ein solches würde nicht zu
einem neuen Ileus führen — die Operation erlaubt die weitgehendste
Radikalität gegenüber den Drüsen im Mesenterium. In meiner Abb. 38a
und b habe ich den Operationsgang wegen seiner grundsätzlichen Wichtigkeit nochmals dargestellt.

---

[1] *Stich* u. *Kirschner:* Med. Klin. **1937 I.**

Hier liegen also ganz große Vorteile; *man darf mit diesem Vorschlag den beiden großen Hauptverfahren, der rechtsseitigen und der linksseitigen radikalen Colonexstirpation als dritte ausgiebigste Operation die radikale Ausrottung des Kleinbeckendarmes und des Mesosigma gegenüberstellen, unter Mitnahme beider Fußpunkte der Sigmaschlinge und des Colon pelvinum.* Ich möchte aber mit der Bekanntgabe meiner Stellungnahme zu diesem auch sonst in der Chirurgie viel angewandten Verfahrens nicht mißverstanden werden; da, wo ich mit der gleichen Sicherheit und ohne vermehrten Gefahreneinsatz eine normale Entleerung durch den natürlichen After technisch erreichen kann, da kommt das Verfahren

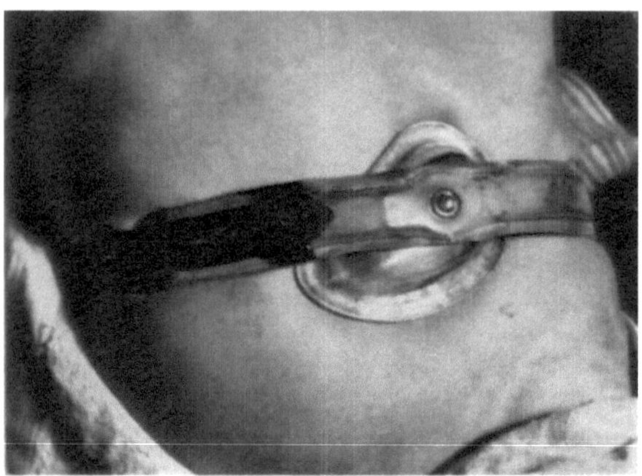

Abb. 39. Die Verschlußpelotte des *Verfassers* mit leicht sauber zu haltender Aluminiumpelotte. Eine starke Feder überspannt den hutförmigen Verschlußdeckel.

nicht in Betracht. Ich bin mir dessen bewußt, daß der Vorschlag, die Colop-nelvinum-Tumoren häufiger als bisher ganz radikal mit bleibendem Anus praeter zu operieren, auf Widerspruch stoßen wird. Hier liegt die Situation vor, von der *Reichel* sagt: ,,Viele Chirurgen suchen um jeden Preis, selbst unter Inkaufnahme einer etwas höheren Lebensgefahr den Anus praeternaturalis zu vermeiden.'' — *Ich halte es beim Colon-pelvinum-Ca mit der Vermeidung der erhöhten Lebensgefahr!* —

Immer und immer wieder bringen die meisten Arbeiten der Weltliteratur das Problem zur Erörterung: Wie setzt man die Mortalität noch weiter herab, ohne gleichzeitig das Prinzip der radikalen Beseitigung alles Kranken zu gefährden? — Ich erblicke es in der *klaren Einstellung zum Anus-praeter-Problem,* dessen Unbequemlichkeiten wohlbekannt sind, die aber auch nicht überschätzt werden dürfen. Ich habe in meiner Klinik genaueste Vorschriften zur Anus-praeter-Pflege ausgearbeitet und benutze eine sehr einfache von mir vor vielen Jahren konstruierte Pelotte (Abb. 39). Wer sich der Nachbehandlung der Kunstafterträger sorgfältig annimmt, der wird es in einer unerwartet hohen Zahl von Fällen erleben, daß Kranke auf eine spätere Anus-praeter-Verschlußoperation verzichten, selbst wenn sie an sich möglich wäre. Hierbei leistet die erwähnte Pelotte die besten Dienste. *Der Chirurg darf sich nicht auf den Standpunkt stellen, daß das Leben mit Anus praeter nicht mehr lebenswert sei.* Er muß diese an sich unwillkommene Situation nur richtig zu behandeln verstehen!

Wer den Eingriff von vornherein auf das dreizeitige Verfahren eingerichtet hat, der wird natürlich sehr viel häufiger zu einer vollständigen Heilung ohne späteren Kunstafter kommen.

Für die *v. Mikulicz*sche Vorlagerung ist das Gebiet der Sigmaschlinge sehr geeignet; ganz besonders für die Krebse an der beweglichen Mitte dieses Darmteiles. Sehr oft findet sich trotz sorgfältiger Vorbereitung mit Spülen und Abführen oberhalb des scirrhösen Tumorringes eingedicktes Material, das den Versuch der Primärnaht ungeraten erscheinen läßt. Diese Situation ist wie geschaffen für die Vorlagerung. Hier sind die Bedingungen erfüllt, welche *Reichel* für diese Methode erfüllt wissen will; sie lauten:

1. Der Operateur muß den Tumor sofort auffinden;

2. dieser muß an einem beweglichen Darmabschnitt sitzen;

3. die regionären Drüsen müssen für die spätere Mitentfernung geeignet sein;

4. der Allgemeinzustand muß dem Eingriff nicht entgegenstehen.

Die Sigmaschlinge mit ihrer Fülle vielgestaltiger Formen des Krebses ist der Tummelplatz aller Arten der operativen Heilung. Ich schalte hier das von *Madlener*[1] inaugurierte Verfahren ein, dessen Anwendung ich angelegentlich empfehle. Läßt sich der Tumor einigermaßen in das Niveau der Bauchdecken vorziehen, findet man aber gleichzeitig oberhalb noch reichliche Inhaltsmengen, so näht man nahe oberhalb der Geschwulst den Darm mit Hilfe einer lateralen Fistel ein und entleert nun gründlich. Voraussetzung ist, daß es sich um einen beweglichen Abschnitt handelt. In zweiter Sitzung wird alsdann der Kunstafter mitsamt des Tumors reseziert und der Darm genäht; *Finsterer* erhebt den Einwand, daß hierbei der zweite Eingriff nicht unter wirklich aseptischen Bedingungen vorgenommen werden kann. Ich messe dieser an sich richtigen Tatsache keine so entscheidende Bedeutung bei, da ich gewohnt bin, vor jeder intraperitonealen Nachoperation bei Kotfistel diese zunächst einschließlich ihrer Hautränder zu umschneiden und einen dichten provisorischen Nahtverschluß der ganzen Öffnung vorzunehmen. Diesen Beginn einer solchen Operation zeigt meine Abb. 40. Ich halte die *Madlener*schen Vorschläge für eine gute Bereicherung und wende sie gern an, zumal sie sich auch auf Krankheitsfälle anwenden lassen, die im vollen Ileus eingeliefert

---

[1] *Madlener:* Zbl. Chir. **1913**, 1171; **1931**, 2661.

werden; ihre Anwendung untersteht den glcichen *Reichel*schen Vorbedingungen, die soeben für die Vorlagerung gefordert wurden. Den
Verlauf zeigt Abb. 41a und b.

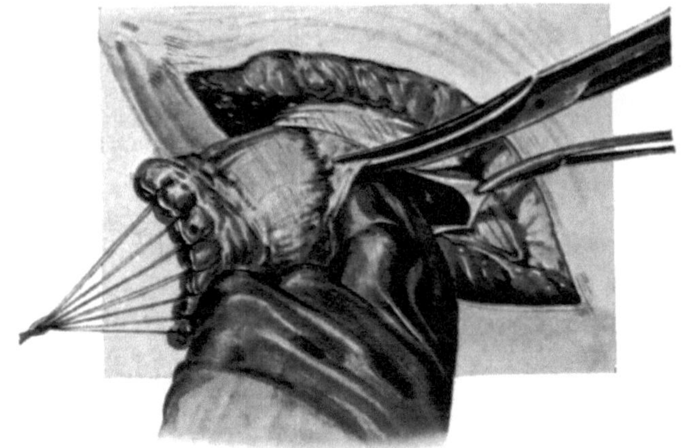

Abb. 40. Darstellung der Herauslösung einer Darmschlinge mit Kunstafter aus den umgebenden Verwachsungen nach vorherigem Nahtverschluß des Kunstafters. (Aus *Sauerbruch-
Schmieden*, 6. Aufl., Bd. 3, S. 261.)

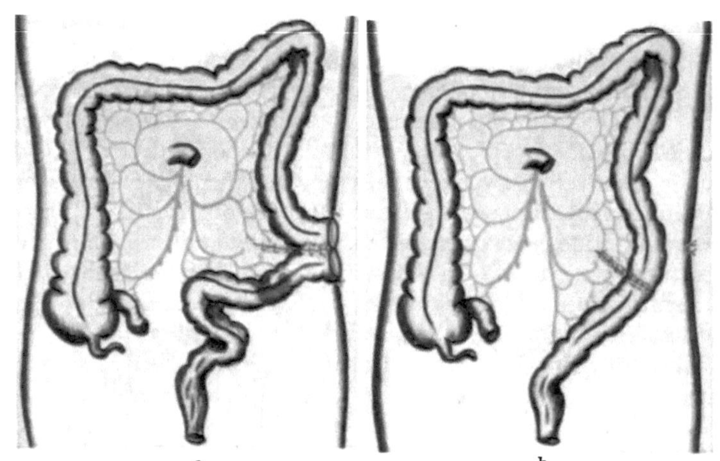

a   b

Abb. 41a und b. a Darstellung der Operation nach *Madlener* (I. Akt). b Darstellung der
Operation nach *Madlener* (II. Akt).

Die *Madlener*schen Vorschläge lassen sich über das Gebiet der Sigmaschlinge hinaus erweitern und gelten für jeden genau vorher erkannten
Tumorsitz, wenn bei der Operation zunächst ein Anus praeter oder
eine Kotfistel angelegt werden muß. Um die unliebsame Häufung des

Inhaltes vor der Tumorstenose zu vermeiden, legt man, wie Abb. 42 an 3 Beispielen zeigt, die künstliche Öffnung gern oberhalb der Geschwulst an der nächstgelegenen frei beweglichen Darmschlinge an.

Die geschilderten Methoden am letzten Abschnitt des intraperitonealen Dickdarms leiten zu den sacroabdominalen und sacralen Verfahren über, die hier nicht mehr beschrieben werden sollen. Es bleibt jedem Operateur und seiner Technik und Erfahrung überlassen, wie weit er mit dieser Entschließung gehen will, und ob er das Wagnis einer Ringnaht im Kleinbeckengebiet übernehmen will. Wenn irgendmöglich wird man abdominal fertig zu werden versuchen. Hinderlich ist oft übergroßer Fettreichtum. Wenn der ausschließlich abdominale Weg nicht gangbar erscheint, so behandelt man, wie *Kirschner* sagt, den Fall als Rectumcarcinom. — Gewissermaßen als Übergang zu dieser Gruppe ist das folgende Verfahren zu betrachten, das ich in Abb. 43a, b und c abgebildet habe. Wenn man vom Promotorium abwärts

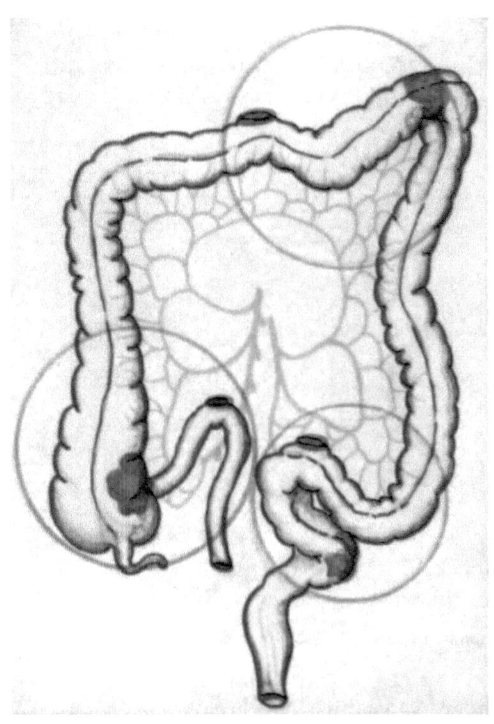

Abb. 42. Darstellung der drei Möglichkeiten möglichst nahe oberhalb des Tumorsitzes, die künstliche Öffnung an einem beweglichen Darmabschnitt anzulegen.

wegen zu großer Wundtiefe nicht mehr nähen kann, so zieht man das obere Darmende durch den Mastdarm mit Hilfe von Führungsfäden aus dem After heraus, nachdem man eine kräftige Quetschfalte an der Grenze desjenigen Gebietes angebracht hat, das später erhalten bleiben soll. Dann gelingt es, mit mehrschichtiger einstülpender Naht bei offener Bauchhöhle einen guten intraperitonealen Nahtverschluß zu erreichen. In diesem Übergangsgebiet von den inneren abdominalen zu den sacralen Methoden sind mancherlei weitere technische Vorschläge gemacht worden, so auch die Invaginationsmethode des Tumors in das extraperitoneale Gebiet des Rectums hinein und ähnliches.

Ich wende mich nunmehr nochmals etwas ausführlicher *zur Diagnostik im Colon-Carcinom-Gebiet:*

*Nicht immer reichen nach allergründlichster Aufnahme der Anamnese
die dem Patienten subjektiv wahrnehmbaren Symptome zur einwandfreien
Klärung aus.* (Ich erwähne hier die vorzügliche Arbeit von *Priestley* und
Bargen[1].) Es handelt sich um folgende Symptome: Die beginnende Verstopfung, die Flatulescenz mit wechselndem Meteorismus nach blähenden
Speisen oder mit unvermittelten Durchfällen; ferner anderweitige Stenosezeichen, wie schmerzhafte Koliken, Stockungen der Winde, in Form eines
lokalen Meteorismus, oft mit Druckgefühl in der Coecalgegend (Pseudoappendicitis); Stenosegeräusche im Leibe, sichtbare Darmsteifung und

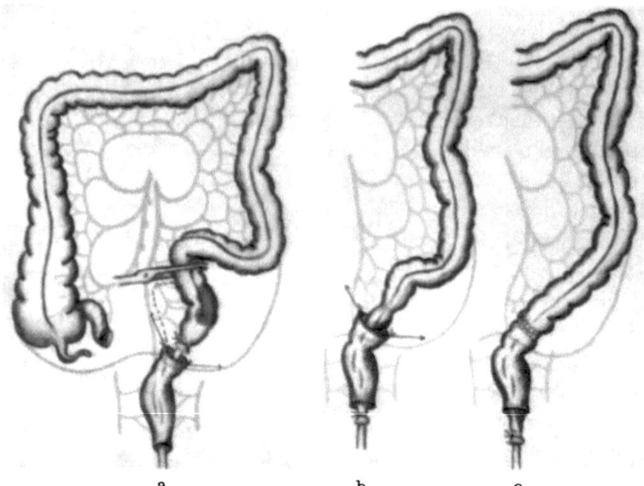

a   b   c

Abb. 43a—c. Darstellung der „Durchziehmethode" als Abschluß einer abdominalen
Colonresektion auf dem sacralen Wege.

andere mechanische Phänomene, tastbarer oder gar sichtbarer Tumor,
der mehr oder weniger schmerzhaft ist, Formveränderung des Leibes,
Völlegefühl im Oberbauch, Aufstoßen, Erbrechen bei unzureichender
Stuhlmenge, Entleerungen von Blut und Schleim, Formveränderung des
entleerten Stuhles, endlich Abmagerung, Schwäche, sekundäre Anämie,
Appetitlosigkeit, leichte Temperaturen, toxische oder typhusähnliche
Bilder, und seelische Veränderungen mit unbestimmtem Angstgefühl.
*Nicht immer führen die in ärztlicher Hand angewandten objektiven
Untersuchungsmethoden zum Ziele,* trotz der dauernd verfeinerten Röntgendiagnostik und ihrer verschiedenen Hilfsmittel unter Anwendung des
*Fischer*schen Reliefbildes, der sorgfältigen Palpation des Leibes auf
Tumor, auch im Bade; trotz der Feststellung wechselnder, leichter,
peritonealer Reizerscheinungen oder von Ascites, trotz Untersuchung
der Leber, Untersuchungen des Charakters der okkulten oder der offensichtlichen Blutungen, des Schleimes und der sonstigen Abgänge, trotz

---

[1] *Priestley* u. *Bargen:* Amer. J. Surg., N. s. **22**, 515 (1933).

auftretender Invaginationserscheinungen, trotz Prüfung auf Indicanurie, trotz hoher Rektoskopie, trotz Perkussion und Auskultation der Bauchhöhle, trotz Aufblähung des Darmes, trotz Blutkörperchensenkungsreaktion, trotz Prüfung auf gleichzeitiges Ergriffensein von anderen Bauchorganen oder von Perforation in benachbarte Hohlorgane (Magen, Blase, Dünndarm) oder in die Bauchwand.

Nicht immer ist die kritisch angewandte Differentialdiagnose endgültig klar gegenüber: Colospasmus, Tuberkulose, Aktinomykose, Lues, Lymphogranuloma inguinale, Diverticulitis, Endometriosis, Polyposis, Colitis, Appendicitis fibroplastica, Phlegmone des Coecums, *Schlofferscher* Netztumor, Invagination, Adhäsionen, Knickungen, Drehungen oder gegenüber gutartigen Tumoren des Darmes, des Netzes oder des Darmgekröses, sowie gegenüber korrespondierenden Erkrankungen der benachbarten Bauchorgane.

Der erfahrene *v. Mikulicz* teilte die Entwicklungsstadien des Colontumors *in drei Phasen* ein:

1. Stadium der Latenz;
2. Stadium der Gastrointestinalerscheinungen;
3. Stadium der Stenose;

alle diese Stadien können eine sehr verschiedene Dauer haben. *Das Ziel muß sein, das Colon-Carcinom so früh als möglich, jedenfalls noch vor dem Eintritt des Ileus zu diagnostizieren, d. h. man muß auf die „prämonitorischen" Symptome besonders sorgfältig achten!* Immer soll man sich erinnern, daß es falsch ist, erst das volle klinische Bild abzuwarten, und dann die Diagnose; „Ileus ex causa ignota" zu stellen. Hier ist die Probelaparotomie am Platze, für deren häufige Anwendung in letzter Zeit besonders *Finsterer*[1] und *A. W. Fischer*[2] eintreten. Der erstere schreibt hierzu: „Jeder über 40 Jahre alte Patient mit länger dauernder oder zunehmender Obstipation sollte als carcinomverdächtig gelten." *A. W. Fischer* schreibt bei dieser Gelegenheit: „Die Zahl der Verdachtsfälle übertrifft die Zahl der sich später als positiv erweisenden Fälle um mindestens das Zehnfache." Wenn er auch nicht dafür plädiert, daß etwa so oft ein Probebauchschnitt in Frage kommt, so zeigt die Notiz doch die gewaltige Häufigkeit der differentialdiagnostischen Erwägungen. — Am häufigsten kommt die Probelaparotomie im Gebiete der linken Colonhälfte und besonders im Sigmaabschnitt in Frage; je tiefer nach abwärts, um so zögernder und undeutlicher sind die Anzeichen und die Auswirkung der beginnenden Stenose. Hier darf man mit der Probelaparotomie nicht zu spät kommen.

Hier füge ich zur Differentialdiagnose einige Bemerkungen über die heut vielfach zur Entscheidung auch beim Colon-Carcinom ausgeführte *Blutkörperchensenkungsreaktion* hinzu.

---

[1] *Finsterer:* l. c. — [2] *Fischer, A. W.:* Klin. Wschr. 1925 I, 760.

Das Verfahren gibt uns Auskunft über die Zusammensetzung der Eiweißbestand-
teile des Blutserums. Viele Prozesse im Körper gehen einher mit einem Nachlassen
der Albumine und einer Vermehrung der grobdispersen Globuline. Dies bedingt
eine Beschleunigung der Senkung. Sie kommt vor bei allen Entzündungsprozessen
und Tumoren aller Art. Auch in der Gravidität und bei Nephrosen kann die Senkung beschleunigt sein. Die BKS. hat demnach die auf sie gesetzten Hoffnungen,
aus ihr ein sicheres Diagnosticum zu gewinnen, nicht erfüllt; sie gibt lediglich einen
Anhalt für das Vorliegen eines krankhaften Vorganges im Körper. Besonders hohe
Senkungen finden sich bei Tumoren. Aber auch das Gegenteil kommt vor: schwere
Carcinome oder Sarkomatosen ohne Beschleunigung der BKS. Nach Untersuchungen von *Hellström* findet sich bei Colon-Carcinom postoperativ ein Anstieg
der Senkung. Er wird mit dem Eiweißzerfall in Zusammenhang gebracht. Das
Maximum liegt etwa am 3. oder 4. Tag postop. Fällt der Wert der BKS. in den
folgenden Tagen oder nur vorübergehend, um dann höhere Werte als vor der Operation zu erreichen, so kann daraus ein gewisser Anhalt für das Vorliegen von Komplikationen gewonnen werden, schon vor der klinischen Manifestation.

Auch die Kenntnis der *örtlichen Mißbildungen und speziell der Lage-
anomalien* des Darmes ist von großer Bedeutung, Veränderungen auf die
uns besonders *Nordmann* in seinem Kongreßreferat in dankenswerter
Weise hingewiesen und deren therapeutische Schlußfolgerungen er genau
erörtert hat: Es kommt folgendes in Frage: Coloptose als Teilerscheinung
allgemeiner Enteroptose (teils nützlich, teils hinderlich bei der Operationsbehandlung), ferner entwicklungsgeschichtliche Störungen wie Aplasie
des Ascendens, Coecum mobile und Coecum pelvinum, totale Linksver-
lagerung des Colon, dystope Lage des Quercolons zwischen Leber und
Zwerchfell, allerhand Schlingenbildung, Zwerchfellhernien, Megacolon,
*Payr*sche Doppelflintenstenose an der Flexura lienalis. Alle diese Beobachtungen können mit der Verdrängung benachbarter Organe verbunden
sein. Wer in der Lage war, mit vorher sorgfältig angefertigten Röntgen-
aufnahmen zu arbeiten, der wird bei seinen Operationen vor den größten
Überraschungen bewahrt bleiben.

Bei Besprechung der Differentialdiagnosen wurde der Name der
Endometriosis erwähnt. Dieser, oftmals zur fälschlichen Annahme eines
Carcinoms führenden Erkrankung muß eine besondere Beschreibung
gewidmet werden. Es war im Jahre 1926 als *Payr*[1] auf dem Chirurgen-
kongreß die Frage an die Anwesenden richtete, wer ihm zur Aufklärung
eines Krankheitsbildes verhelfen könne, das sich bei einer jüngeren Frau
entwickelt hatte. Es lag eine schwere Colon pelvinum-Stenose mit gleichzeitiger Pelveoperitonitis vor, verursacht durch schwieliges Gewebe, ein
Zustand, der zu Menstruationsblutungen aus der Scheide und gleichzeitig aus dem Mastdarm führte. Durch zeitweise Anlegung eines Kunstafters oberhalb konnte die ohnehin schwierig erscheinende Radikaloperation vermieden und die Stenose durch Bougierung ohne Ende geheilt werden.

Erst nach Jahren kam die Antwort auf die *Payr*sche Anfrage zustande,
und zwar durch die Feststellungen der Gynäkologen; heut aber sollte

---

[1] *Payr:* 50. Tagg dtsch. Ges. Chir. **1926**.

die Kenntnis der Endometriosis jedem Chirurgen geläufig sein. Hierüber hat mein Schüler, Herr Dr. *Graff*[1] neuerlich sorgfältige Beobachtungen mitgeteilt.

Im Rahmen gerade unserer Arbeit gewinnt die Endometriosis großes Interesse, differentialdiagnostisch und klinisch, da diese Krankheit oft bei Frauen überhaupt nicht vom Darmkrebs unterschieden werden kann, bis die mikroskopische Prüfung nach der Exstirpation Aufschluß gebracht hat. Aber auch diese ist unsicher, da einzelne Teile des mikroskopischen Bildes bei Endometriosis direkt mit Carcinom bei oberflächlicher Betrachtung verwechselt werden können, so daß die Häufigkeit falscher Deutung damit erklärt wird.

Es kann heute nicht mehr zweifelhaft sein, daß in den letzten Jahrzehnten viele Fälle dieses gutartigen Leidens unter der falschen Annahme eines Darmkrebses operiert worden sind, wenigstens beim weiblichen Geschlecht, und daß die guten Dauerresultate alsdann zum Teil Trugschlüsse waren. — Das Interesse an der Endometriosis geht somit weit über seine grundsätzliche Bedeutung hinaus und verpflichtet zu größter Aufmerksamkeit.

Es handelt sich um das verstreute Auftreten von Uterusepithel von drüsigem Bau, eingebettet in ein bindegewebiges Stroma, gelegentlich auch in Muskelelemente; sein Aufbau entspricht der Schleimhaut der Gebärmutter und zeigt einschichtiges Epithel mit cystischen Hohlräumen, zum Teil mit Flimmerbesatz; im Gewebe und in den cystischen Räumen liegen die Reste menstrueller Blutungen (Blut- und Epithelreste); in den Ovarien erreichen die Blutungen gelegentlich erhebliche Größe und bilden sich dann als sog. „Teercysten" aus.

Die letzteren Befunde liefern neben den klinischen Erscheinungen den Beweis, daß dies verstreute Gewebe die physiologische Funktion der Uterusschleimhaut beibehält und in bleibender Abhängigkeit von dem jeweiligen Funktionszustand der Ovarien an dem menstruellen Zyklus auch in seinen Fernansiedlungen teilnimmt — ebenso an den Schwangerschaftsveränderungen, an der Menopause und an ihren Rückbildungsvorgängen.

Im einzelnen hängen diese periodischen Lebensäußerungen in ihrer Form von dem Sitz der betreffenden Ansiedlung ab, und zwar je nachdem es sich um eine Plazierung im extraperitonealen Gewebe des kleinen Beckens z. B. im Septum recto-vaginale handelt, oder ob ein intraperitoneales Organ befallen ist: Blasenwand, Darmwand usw. Bedeutungsvoll für eine rechtzeitige Erkennung des Charakters des Leidens ist es, daß sich der Sitz oft dicht unterhalb der Blasen — oder besonders der Darmschleimhaut etabliert, und daß dann die menstruelle Ergießung in die Hohlorgane hinein erfolgt, und wenn sich dann z. B. durch eine blutige Ausscheidung aus dem Darm während der Menses der wahre Charakter verrät. Im übrigen findet eine heftige Schwellung des sich mit der Zeit vergrößernden Gewebsmaterials, während der Periode statt, und dann können sich sie Symptome zu einer gefährlichen Darmstenose steigern, die mit dem Abklingen der Periode zum Teil wieder verschwinden können.

Im übrigen sind Dysmenorrhöe und Sterilität und unklare genitale Kleinbeckensymptome typische Erscheinungen der Erkrankung; tritt eine infektiöse Reizung oder ein begleitendes chronisches Ödem hinzu, so entstehen nach dem Platzen der „Teercysten" und auf Grund der peritonealen Reizung auf das Einwachsen artfremden Gewebes pelveo-peritoneale Verwachsungen und Schwielen, die auch in den

---

[1] *Graff:* Arch. klin. Chir. **1940**.

Anfallspausen nicht mehr rückbildungsfähig sind. Ein offener Aufbruch durch die Schleimhaut von Blase und Darm hindurch in das Innere des Lumens ist selten.

Aus der gegebenen Schilderung geht hervor, daß das Auftreten im allgemeinen an das geschlechtsreife Alter gebunden ist. Aber die örtlichen Auswirkungen der Gewebsveränderungen, besonders wenn narbige Prozesse hinzukommen, machen sich auch noch in späterem Alter geltend und gerade alsdann treten durch den Sitz im kleinen Becken Ileuserscheinungen besonders gern auf.

Im Rahmen einer Abhandlung über das Colon-Carcinom besteht die Notwendigkeit, dieses Leiden genau zu studieren, womöglich vor einer radikalen Operation; mit dem jahrelangen Bestehen bilden sich oft förmliche Ausmauerungen des ganzen kleinen Beckens, die dem Operateur größte technische Schwierigkeiten bereiten können. Relativ leicht gelingt eine radikale Resektion der befallenen Sigmaschlinge, oder des Colon pelvinum, besonders wenn vorher der unübersichtliche Krankheitssitz durch einen präliminaren Kunstafter vorbereitet ist.

Auch im Colon transversum und am Coecum sind ähnliche Prozesse beschrieben, die auf dem gleichen Boden entstanden waren; echte maligne Entartung scheint auch im kleinen Becken selten zu sein.

Wer vor der Operation erkannt hat, daß sicher kein Carcinom, sondern das vielgestaltige Bild einer Endometriosis vorliegt, der kann anstatt der großen eingreifenden Resektion besser die doppelseitige Kastration vornehmen, wenn er sich die Erlaubnis vorher hierzu erteilen ließ. Ebenso kann die Ausschaltung der Hormone der Ovarien durch Röntgenbestrahlung versucht werden, womit das Leiden alsbald rückgängig wird. Bei Patientinnen jenseits des 40. Lebensjahres sollte in ernsten Fällen die Kastration grundsätzlich an die Stelle der Radikaloperation treten. Bei Jugendlichen macht die radikale Resektion die Kastration überflüssig.

In neuerer Zeit sind immer mehr und mehr sichere Beobachtungen von Endometriosis in ihrer vielgestaltigen Erscheinungsform beschrieben worden und mancher Operateur wird in der Rückerinnerung bisher unaufgeklärte Fälle finden, die nunmehr ihre Deutung erhalten; er wird zu der zwingenden Schlußfolgerung gelangen, in Zukunft vor Fehldiagnosen auf seiner Hut zu sein.

Ich habe die Klinik und die Pathologie der *Endometriosis* hier ausführlich gebracht. Es ist ratsam, alle exstirpierten Colongeschwülste bei Frauen sehr genau daraufhin mikroskopisch zu untersuchen, ob ein Ca oder eine Endometriosis vorlag; im übrigen darf man sich seine Gedanken darüber machen, ob die langen Jahre guter Gesundheit nach den verschiedensten Palliativoperationen bei vermeintlichem Carcinom der tiefen Colonabschnitte nicht auf die erwähnte Verwechslung der beiden sehr ungleichwertigen Krankheiten zu erklären sind.

Und noch eine zweite differentialdiagnostische Betrachtung, die sich ebenfalls auf die letzten Colonabschnitte bezieht, sei hier gebracht. Es handelt sich um die oft schwierige oder gar unmögliche Unterscheidung zwischen der *Diverticulitis* einerseits und dem von Entzündung umgebenen Carcinom der Sigmaschlinge andererseits. Beide Erkrankungen führen zu Stenose oder Ileus. Hier läßt uns die Anamnese und alle speziellen diagnostischen Methoden oft lange Zeit im Stich. Ein Durchbruch in die Harnblase oder nach außen ist mir stets sehr verdächtig auf abscedierende Diverticulitis. Unrichtig aber ist es, der Divertikelkrankheit eine ursächliche Bedeutung für die Entstehung des Sigma-Carcinoms zuschreiben zu wollen; und ich nehme auch an, daß der erfahrene *Finsterer*[1] nur ein häufiges Nebeneinander beider Erkrankungen, nicht aber einen ätiologischen Zusammenhang annimmt. Über eine Fehlauffassung dieser Art äußerte sich *A. W. Fischer*[2] in folgender Weise:

„Nach *Mayo* soll in 14,65%, nach *Lenander* in 25,9% eine ursächliche Beziehung zwischen Divertikeln und Carcinom bestehen. Auch *Hochenegg* hat ähnliche Erwägungen mitgeteilt. Wenn es zutrifft, daß das Divertikel eine präcarcinomatöse Erkrankung ist, so müssen wir diesen Zustand ernster als bisher betrachten. *Finsterer* hat aber nie in der Schleimhaut von Divertikeln präcarcinomatöse Veränderungen gefunden. Man könnte daran denken, daß hier bei zwei an sich häufigen Erkrankungen zwingend einmal ein Nebeneinander vorkommen muß, und doch bestehen ursächliche Beziehungen, nur in anderer Weise als die genannten amerikanischen Schriften vermuten. Wenn Divertikel vorhanden sind, so werden sie infolge der Stauung vor einer Stenose sich besonders schön darstellen lassen. Man wird sehr eindrucksvolle Röntgenbilder bekommen. Natürlich kann diese Stenose sowohl bösartig wie gutartig sein. Da aber die übergroße Mehrzahl der Stenose im Dickdarm bösartiger Natur sind, muß man den Befund besonders gut dargestellter Divertikel im Röntgenbild als verdächtig auf Carcinom, als ein Warnungszeichen betrachten. Es ist nicht angängig, daß man sich lediglich über das schöne Röntgenbild der Divertikel freut, sondern man muß es zum Anlaß nehmen, gründlichst röntgenologisch in verschiedenen Richtungen und rektoskopisch Colon pelvinum und unteres Sigma zu untersuchen."

Um so größere Bedeutung beansprucht in der Ätiologie des malignen Tumors des Colons und des Rectums die *Polypenkrankheit*. Auf dem 50. Kongreß der Deutschen Gesellschaft für Chirurgie 1926 beschrieb Verfasser[3] im Anschluß an das Hauptreferat *Nordmanns* zum ersten Male eingehend die Abstammung des alveolären Colon-Carcinoms von Polypen auf Grund vieler klinischer Erfahrungen und auf Grund mikroskopischer Bilder; er bezeichnete sie als das klassische Beispiel einer präcancerösen Vorkrankheit; seitdem konnte Verf. in immer mehr Beispielen gemeinsam mit seinen Mitarbeitern *Westhues*[4] und später *Junghanns*[5] den Nachweis führen, daß der alveoläre Dickdarmkrebs wahrscheinlich stets aus Polypen hervorgehe. Diese Untersuchungen gingen ursprünglich von beetartig angeordneten Inseln atypischen Epithels aus, die einstweilen noch gutartig, direkte Vorläufer der malignen Entartung sind; alle Übergangsformen waren nachweisbar. Als typische Ausgangszellen kamen spezifisch gebaute „*Polypenzellen*" in Betracht, die bei den verschiedenen Formen der Einzelpolypen und der allgemeinen Polyposis die Aufbauelemente darstellen. *Die Anwesenheit mehrerer Einzelpolypen in verschiedenen Stadien ihrer Entartung gab zwanglos die Erklärung für die Entstehung der multiplen Carcinome des Darmes;* im gleichen Sinne spricht die multizentrische Entartung der allgemeinen Polyposis intestini.

---

[1] *Finsterer:* Wien klin. Wschr. **1937** II. — [2] *Fischer, A. W.:* Zbl. Chir. **1932**, 2844. — [3] *Schmieden:* Verh. dtsch. Ges. Chir. **1926**, 512. — [4] *Schmieden* u. *Westhues:* Dtsch. Z. Chir. **200**. — [5] *Junghanns:* Mschr. Krebsbekämpfg **1934**, H. 9. — Erg. Chir. **28**. — Med. Welt **1935**, Nr 36.

Diese Ausführungen über die Wertung der Polypen und über ihre Rolle im Körper sind wohl seitdem Allgemeingut aller Chirurgen geworden und führten zur Anerkennung der therapeutischen Schlußfolgerungen, die sich zwangläufig daraus ergeben. Für die Chirurgie des Dickdarmkrebses und ihre Technik ist diese Erkenntnis von größter Bedeutung geworden, da sie endgültig mit der Auffassung aufgeräumt hat, daß Polypen „harmlose Nebenbefunde" seien.

Die Rolle, welche die Polypen im Colongebiete spielen, vermittelt uns auch ohne weiteres das Verständnis für das gar nicht so seltene Vorkommen mehrerer Carcinome bei denselben Patienten; es handelt sich um die Entartung mehrere Polypen, unabhängig voneinander, zu alveolären Adenocarcinomen. Wir trafen sie bei unseren Untersuchungen in allen Entwicklungsstadien an. Oft findet man sie im Exstirpationspräparat in der Umgebung des Haupttumors, so daß die „Rezidive" manchmal neue Carcinome sein dürften. *Cokkinis*[1] berechnet die Häufigkeit der Doppelcarcinome im Colon auf 3—4%.

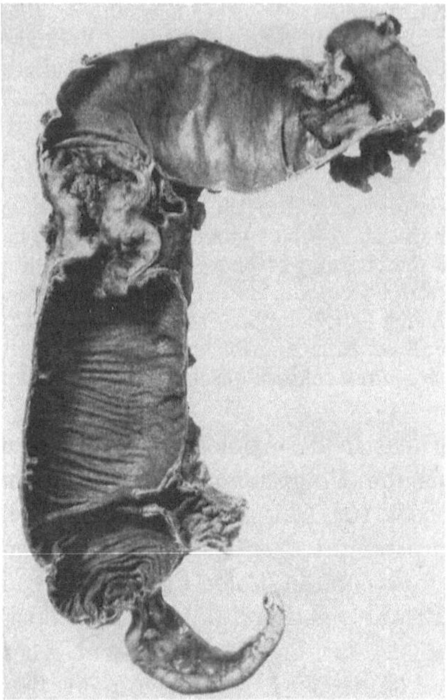

Selten werden multiple Carcinome vor dem Eingriff einwandfrei erkannt; gelingt es, so kann man seinen Operationsplan danach schon vorher einrichten.

Abb. 44. Darstellung eines Präparates von zwei Carcinomen. Exstirpationspräparat des *Verfassers*.

Wer gewohnt ist, jede Mastdarmkrebsoperation mit der Laparotomie und mit genauer Abtastung der Bauchhöhle zu beginnen, dem bleibt nichts verborgen. Des öfteren wurde beschrieben, wie der Operateur beim Anlegen des präliminaren Kunstafters außer dem Mastdarmkrebs einen zweiten Geschwulstsitz im Sigma entdeckt hat. — Ich erlebte erst wieder vor kurzem einen schönen Beobachtungsfall anderer Art; ich operierte ihn vor kurzen Wochen: In meiner Röntgenabteilung diagnostizierte Herr Dr. *Beutin* bei einem Kranken mit Sicherheit ein Carcinom der Flexura hepatica und ein zweites im Colon transversum. Abb. 44 gibt die interessante Feststellung wieder; durch Resektion der rechten Colonhälfte und des größeren Teils des Transversums konnten beide Tumoren durch einen einzeitigen Eingriff glücklich beseitigt werden.

---

[1] *Cokkinis:* Brit. J. Surg. **21,** 570 (1933).

Schlußbemerkungen.

In der vorliegenden Zusammenstellung wurde absichtlich kein Bericht über die prozentualen Operationserfolge gegeben. Wenn man versucht, durch einen einfachen Vergleich der Mortalitätsziffern den Wert der einzeitigen Methode gegenüber der mehrzeitigen zu ermitteln, so kommt man sicher zu falschen Schlußfolgerungen; gewiß ist es richtig, daß die Operationsmortalität die zuverlässigste Antwort auf die Frage gibt, wie viele Menschen unsere Eingriffe überstanden haben; das aber ist bei der Kritik über eine Heilbehandlung ganz gewiß nicht der einzige Gesichtspunkt, wenn es gilt, die Ursache unserer Mißerfolge in gemeinsamer Arbeit zu ergründen. Man darf bei einer solchen Gegenüberstellung nicht vergessen, daß alle schweren Fälle von selbst den mehrzeitigen Eingriffen zufallen, während die leichten „glatten" Fälle in einzeitigen Verfahren rasch geheilt werden. *Die besten Enderfolge wird Ceteris paribus immer der Vorsichtige haben,* und derjenige, *der die Kunst des Individualisierens versteht.* Man sollte es sich aus allen diesen und vielen anderen Gründen abgewöhnen, die Erfolge durch bloßes Zählen der Todesfälle verbessern zu wollen; was nützt es, wenn ein einzelner die anderen um einige Heilprozente übertrifft. So habe ich in dieser Abhandlung versucht, Technik und immer wieder Technik zu studieren, damit ein jeder Operateur sieht, worauf es beim Colon-Carcinom ankommt.

Ich halte es persönlich mit *Reichel* der am Schluß seiner großen Arbeit bekennt: „Daß trotz Empfehlung der einzeitigen Methode die größere Sicherheit für das Leben bei den mehrzeitigen Methoden gegeben ist." — Erfahrung, Temperament und Wagemut des Chirurgen werden nie aufhören, eine große, wenn nicht gar die entscheidende Bedeutung bei der Wahl des Operationsverfahrens zu behalten. Uns allen ist es gelegentlich gelungen, in kühnem Entschluß auch ileuskranke Menschen durch einen einzeitigen Eingriff zur Heilung zu bringen, aber man sollte sich hüten, daraus eine Regel abzuleiten. Da würde man in verkehrter Richtung arbeiten. Vor allen Dingen muß man ganz energisch die Überspannung der Forderung nach einem einzeitigen Eingriff bekämpfen.

Aus *Körtes* oben zitierter Arbeit entnehmen wir die Tatsache, daß im Jahre 1913 im Durchschnitt aus möglichst vielen großen Publikationen sich noch eine Gesamtmortalität von 38% ergab. *Reichel* kommt 1933 auf etwas günstigere Zahlen, 30%, aus dem ihm zur Verfügung stehenden Schrifttum; er stellt fest:

In 15% aller Ca coli-Fälle findet sich der Tumor inoperabel. 32—50% aller aufgenommenen Patienten wurden radikal operiert; *etwa 30% der Radikaloperierten sterben im Anschluß an die Operation*; beste Operateure haben bei Radikaloperationen nur eine Mortalität von 20%. Im Speziellen stellte er noch folgende Zahlen auf: Bei Fällen ohne Ileus beträgt die operative Mortalität bei einzeitiger Operation 31,59%, bei mehrzeitiger

Operation 25,41%, bei Vorlagerung 25,14%, *bei Fällen, die im Ileus operiert wurden, beträgt die Gesamtmortalität 43,86%.* Im Laufe der ersten 3 Jahre nach der Operation starben von den radikal Operierten 61%.

Wir sehen, daß wir noch weit entfernt sind von dem idealen Ziel einer gefahrlosen Operation und so stehen wir am Schlusse wiederum *vor den großen Fragen,* von denen unsere Betrachtungen ausgingen:

Wie kann man die Prozentzahl der radikal-operablen Fälle vermehren und dadurch zur Einschränkung der rein palliativen Eingriffe beitragen?

Wie erhöht man die Zahl der einzeitigen Operationen, ohne die Sterblichkeitsziffer zu vergrößern?

Wie kann man die Operationsmortalität weiter herabsetzen, die immer noch erschreckend hoch ist?

Wie verbessert man die Zahl der Dauerheilungen, die freilich beim Colon-Carcinom vergleichsweise durchaus nicht ungünstig sind?

Ich habe versucht, durch möglichst genaue Beschreibung der erprobten Methoden, den weniger Erfahrenen die Entschließung zum radikalen Operieren zu erleichtern. Es ist ein gutes Zeichen für unsere technischen Fortschritte, daß man heut vielfach schon bei beginnender Fernmetastasierung doch noch operiert, um den Kranken vor der Ileusgefahr und den sonstigen schweren Auswirkungen ihres Krebses zu bewahren; es ist auch sehr wichtig, daß man schon mit gutem Erfolg Rezidivoperationen am Colon-Ca ausgeführt hat. Bewundernswert sind die Fortschritte in der Anwendung der Lokalanästhesie in der Hand *Finsterers;* sie gestatten uns über mancherlei Gefahren Herr zu werden, und die Operationsindikation auch noch im hohen Alter zu stellen. Auch ich strebe in neuerer Zeit immer mehr die Anwendung der Paravertebralanästhesie bei abdominalen Operationen an; möchte aber je nach Auswahl der Fälle nicht ganz auf die großen Vorzüge einer ruhigen Äthernarkose verzichten, möchte also hier individuell verfahren. Der Rat *v. Haberers,* häufiger die Sicherheitsfistel am Coecum anzuwenden, ist sehr beachtlich, doch sehe ich ihren Hauptwert nicht in der Ausdehnung der einzeitigen Radikaloperation auf Ileusfälle, wenigstens nicht für das Gros der Chirurgen, sondern in ihrer Bedeutung als Sicherheitskoeffizient für die Dickdarmnaht im allgemeinen. Aus der Größe des Tumors darf man keinen bindenden Rückschluß auf die Operabilität und die zu erwartenden Spätresultate ziehen. Die weise Beschränkung, die für gewisse Fälle in der Inkaufnahme eines Kunstafters zum Ausdruck kommt, wird in geeigneten Fällen die Mortalität erheblich herabsetzen, und die Behandlungsdauer abkürzen. Man darf die Forderungen an die Leistung des Eingriffes nicht überspannen.

Ich fasse zum Schluß noch einmal alle die Momente zusammen, welche die große verantwortliche Aufgabe erleichtern; auf diese setze ich die Hoffnung, unsere Resultate allmählich zu verbessern:

1. Bei offener Bauchhöhle zunächst einen genauen Operationsplan entwerfen!

2. Strengste Anerkennung genormter Methoden hilft grobe Fehler vermeiden!

3. Keine Überspannung der Forderung eines einzeitigen Vorgehens!

4. Häufige Anwendung der v. Habererschen Entlastung!

5. Keine Verachtung der Resultate, die im kleinen Becken mit dem endgültigen Anus praeter abschließen!

6. Strenge Enthaltsamkeit von allen radikalen Methoden im Ileus!

7. Häufige Anwendung der Probelaparotomie!

8. Ausgestaltung der Lokal- und Paravertebralanästhesie!

9. Allerbeste Vorbereitung und Nachbehandlung mit genormten Methoden!